Luis Del Carpio Orantes

Long Covid

Luis Del Carpio Orantes

Long Covid

Investigación realizada por Grupo de Estudio para el Diagnóstico y Tratamiento de COVID-19.

Editorial Académica Española

Imprint
Any brand names and product names mentioned in this book are subject to trademark, brand or patent protection and are trademarks or registered trademarks of their respective holders. The use of brand names, product names, common names, trade names, product descriptions etc. even without a particular marking in this work is in no way to be construed to mean that such names may be regarded as unrestricted in respect of trademark and brand protection legislation and could thus be used by anyone.

Cover image: www.ingimage.com

Publisher:
Editorial Académica Española
is a trademark of
Dodo Books Indian Ocean Ltd. and OmniScriptum S.R.L publishing group

120 High Road, East Finchley, London, N2 9ED, United Kingdom
Str. Armeneasca 28/1, office 1, Chisinau MD-2012, Republic of Moldova, Europe
Managing Directors: Ieva Konstantinova, Victoria Ursu
info@omniscriptum.com

Printed at: see last page
ISBN: 978-613-8-99648-4

Long COVID

Autores

Alondra Guadalupe Ruíz Romero

Marilyn González Maldonado

Betsy Mariel Cruz Oliveros

Rosa Isela Luna Ceballos

Brenda Leticia Rodríguez Bonachea

Mayra Evelyn Quiñones Martínez

Iliana Rubí Vázquez González

Álvaro Efrén Munguía Sereno

Rubén Domínguez Cámara

Héctor Nahin Hernández Gómez

Luis Del Carpio Orantes

Sinonimia

Long COVID

COVID persistente

COVID prolongado

Secuelas post agudas de COVID

Condición Post COVID-19

Índice

Definición de COVID persistente

Long COVID o COVID persistente es una entidad que actualmente afecta a más de 400 billones de seres humanos, significando un gasto anual de un trillón de dólares, sin embargo, definirlo ha sido complicado, pasando por diversas definiciones.

Se menciona que el COVID persistente es un síndrome clínico que alberga más de 200 síntomas y que afecta más de 10 órganos del cuerpo humano, destacando particularmente que los síntomas neuropsiquiátricos son siempre los de mayor prevalencia en forma global.

La primera definición fue aportada por la OMS y mencionaba la persistencia de síntomas de COVID-19, 3 meses después del cuadro agudo; posteriormente los CDC definieron a este síndrome como la persistencia de síntomas de COVID agudo 4 semanas posteriores a dicho cuadro.

Tras diversas reuniones de expertos en COVID persistente y de los cuales destaca el grupo de las Academias Nacionales de Ciencias, Ingeniería y Medicina (NASEM), ellos recientemente han propuesto una definición que va más allá de la temporalidad, incluyendo aspectos relevantes como:

La COVID persistente es una afección crónica asociada a una infección que se presenta después de la infección por SARS-CoV-2 y está presente durante al menos 3 meses como un estado de enfermedad continuo, recurrente y remitente, o progresivo, que afecta uno o más sistemas orgánicos.

La COVID persistente se manifiesta de múltiples maneras. Una enumeración completa de posibles signos, síntomas y afecciones diagnosticables de la COVID persistente tendría cientos de entradas. Cualquier sistema orgánico puede verse afectado y los pacientes pueden presentar lo siguiente:

• **Síntomas únicos o múltiples**, como dificultad para respirar, tos, fatiga persistente, malestar posterior al esfuerzo, dificultad para concentrarse, cambios en la memoria, dolor de cabeza recurrente, mareos, frecuencia cardíaca acelerada, alteración del sueño, problemas con el gusto o el olfato, hinchazón, estreñimiento y diarrea.

• **Afecciones diagnosticables únicas o múltiples**, como enfermedad pulmonar intersticial e hipoxemia, enfermedad cardiovascular y arritmias, deterioro cognitivo, trastornos del estado de ánimo, ansiedad, migraña, accidente cerebrovascular, coágulos sanguíneos, enfermedad renal crónica, síndrome de taquicardia ortostática postural y otras formas de disautonomía, encefalomielitis miálgica-síndrome de fatiga crónica, síndrome de activación de mastocitos, fibromialgia, enfermedades del tejido conectivo, hiperlipidemia, diabetes y trastornos autoinmunes como lupus, artritis reumatoide y síndrome de Sjögren.

Características importantes del COVID persistente

• Puede presentarse después de una infección asintomática, leve o grave por SARS-CoV-2. Es posible que se hayan detectado o no infecciones previas.

• Puede ser continua desde el momento de la infección aguda por SARS-CoV-2 o tener un inicio tardío durante semanas o meses después de lo que parecía ser una recuperación completa de la infección aguda.

• Puede afectar a niños y adultos, independientemente de su salud, discapacidad o estado socioeconómico, edad, sexo, orientación sexual, raza, grupo étnico o ubicación geográfica.

• Puede exacerbar condiciones de salud preexistentes o presentarse como condiciones nuevas.

• Puede variar de leve a grave y puede resolverse en un período de meses o puede persistir durante meses o años.

• Se puede diagnosticar con base clínica; ningún biomarcador disponible actualmente determina de manera concluyente la presencia de esta condición.

• Puede perjudicar la capacidad de los pacientes para trabajar, asistir a la escuela, cuidar de su familia y cuidar de sí mismos, lo que produce profundos efectos emocionales y físicos en los pacientes, sus familias y sus cuidadores.

Referencias

Al-Aly Z, Davis H, McCorkell L, Soares L, Wulf-Hanson S, Iwasaki A, Topol EJ. Long COVID science, research and policy. Nat Med. 2024 Aug;30(8):2148-2164. doi: 10.1038/s41591-024-03173-6. Epub 2024 Aug 9. PMID: 39122965.

Davis HE, Assaf GS, McCorkell L, Wei H, Low RJ, Re'em Y, Redfield S, Austin JP, Akrami A. Characterizing long COVID in an international cohort: 7 months of symptoms and their impact. EClinicalMedicine. 2021 Aug;38:101019. doi: 10.1016/j.eclinm.2021.101019. Epub 2021 Jul 15. PMID: 34308300; PMCID: PMC8280690.

Ely EW, Brown LM, Fineberg HV; National Academies of Sciences, Engineering, and Medicine Committee on Examining the Working Definition for Long Covid. Long Covid Defined. N Engl J Med. 2024 Jul 31. doi: 10.1056/NEJMsb2408466. Epub ahead of print. PMID: 39083764.

COVID prolongado e inmunotrombosis, de la etiopatogenia al tratamiento.

Después de tres años de lucha contra la pandemia de COVID-19 ocasionada por el virus Sars Cov2 que han supuesto un gran reto para la humanidad, generando investigación de antivirales y vacunas en tiempos acortados con la finalidad de limitar la alta mortalidad vista en esta pandemia, ahora nos enfrentamos a otros retos, estableciéndose la pandemia en endemia, seguramente el Sars Cov2 prevalecerá junto a otros virus respiratorios como rinovirus, influenza y sincitial respiratorio, sin embargo el reto ahora es la persistencia de síntomas en pacientes que han padecido uno o más cuadros de COVID-19 agudo, condicionando lo que se conoce como COVID prolongado, el cual según las definiciones más recientes es aquel que persiste con síntomas después de 12 semanas del cuadro agudo.1

Un gran metaanálisis que fue un parteaguas al diferenciar el COVID agudo del prolongado estudió a 47,910 enfermos quienes manifestaron síntomas persistentes, siendo los más frecuentes: fatiga (58%), cefalea (44%), trastornos de atención (27%), alopecia (25%) y disnea (24%), sin embargo, han identificado más de cincuenta manifestaciones asociadas al COVID prolongado. Destaca además la persistencia de estudios paraclínicos alterados: estudios de imagen de tórax: 34% alterados, Dímero D alterado en 20%, proBNP en 11%, proteína C reactiva en 8%, ferritina 8%, procalcitonina 4% e IL-6 en 3%. En nuestra pequeña experiencia encontramos evidencia de riesgo trombótico en pacientes recuperados de neumonías severas que expresaban dímero D persistente con cifras mayores de 500ng/ml en 89% y 5% presentó manifestaciones trombóticas asociadas.[1,2]

Esta persistencia de la inflamación y coagulación tiene relación con el fenómeno denominado inmunotrombosis, esta explica la activación del sistema hemostático a través de diferentes vías por una exagerada respuesta inflamatoria. La tormenta inflamatoria propicia la activación de plaquetas, neutrófilos y monocitos, activación de la vía intrínseca de la coagulación por activación de proteínas de la fase de contacto, así como liberación de ADN de neutrófilos, con la consiguiente presencia plasmática de netosis. Todo ello condiciona un estado de tromboinflamación, a la que se debe sumar el efecto de la activación del sistema del complemento para potenciar una mayor activación del sistema hemostático; por otra parte, las citocinas generadas en la respuesta inflamatoria tienen una reconocida capacidad de alterar el endotelio vascular generando un estado de vulnerabilidad en la pared de los vasos que conlleva a una situación protrombótica, pudiendo ocasionar también un descenso de plaquetas. No hay que olvidar que el receptor que condiciona la adhesión del virus a la célula es un receptor ACE2 que se encuentra en la superficie endotelial. La replicación viral es responsable de apoptosis endotelial y tiene un efecto protrombótico.[3]

El mecanismo fisiopatológico anteriormente citado ocurre en la etapa aguda del COVID-19, sin embargo, en su etapa crónica o prolongada también se ha demostrado la persistente circulación de microtrombos amiloides -fibrinaloides- (esta característica les confiere resistencia a la fibrinólisis así como exhibir una fuerza mecánica inusualmente alta y resistencia a la deformación que culmina con el bloqueo de microcapilares y la subsecuente hipoxemia tisular) que pueden estar estimulados por la proteína S1 del Sars Cov2 y condicionar formación de estos microtrombos; los microcoágulos de fibrinaloide que observamos están típicamente en el rango de 1 a 200 μm en su eje más largo, esto significa que pueden bloquear eficazmente e inhibir el flujo sanguíneo a través de todo tipo de microcapilares, lo que reduce considerablemente la disponibilidad de oxígeno en los tejidos, condicionando lesión tisular y la subsecuente disminución funcional de los órganos afectados, que se traducirá en sintomatología persistente. Un marcador importante para la actividad fibrinolítica es un polipéptido denominado dímero D, el cual refleja tanto la tasa de producción como la tasa de degradación de los coágulos, ya sean coágulos "normales" o de naturaleza fibrinaloide. Es un fuerte indicador de pronóstico para el resultado de la enfermedad (supervivencia) en casos agudos de COVID-19 y para seguimiento en COVID prolongado; otros estudios que se podrían emplear con resultados parciales son la tromboelastografía, principalmente para detectar riesgos de hipercoagulabilidad y la búsqueda intencionada de microtrombos de fibrina/amiloides en plasma pobre en plaquetas a través de un análisis proteómico. De igual forma, durante los cuadros severos de la enfermedad se ha visto una endotelitis sistémica que condiciona coagulopatía secundaria y estimula la formación de los microtrombos intravasculares que perpetuaran la endoteliopatía, aunado a otros procesos como la desregulación del hierro y de las plaquetas; todas estas manifestaciones en conjunto condicionaran activación del inflamosoma y un daño por isquemia-reperfusión. [4,5]

Actualmente se menciona una teoría la cual menciona la persistencia viral (o de partículas virales) diseminada por el cuerpo humano como un disparador del sistema inmune y que puede condicionar la formación de inmunotrombosis en respuesta al estímulo antigénico propio de particulares virales principalmente las proteínas N y S del Sars Cov2, las cuales pueden persistir hasta 4 a 6 meses, siendo el tracto digestivo y respiratorio los principales afectados y que pudieran actuar como reservorios virales o de partículas virales; este modelo del síndrome COVID prolongado, se plantea la hipótesis de que la persistencia del SARS-CoV-2 desencadena un sistema inmunitario desregulado con la posterior liberación aumentada de citoquinas proinflamatorias que conducen a una inflamación crónica de bajo grado y sintomatología multiorgánica. La condición parece tener una base genética, lo que predispone a los individuos a tener una capacidad inmunológica disminuida para eliminar completamente el virus, con partes residuales de los virus persistentes. Se propone que esta persistencia del virus y la hiperproducción resultante de citoquinas proinflamatorias forman la base del síndrome. De forma agregada se ha comentado que la proteína S del Sars Cov2 favorece la amiloidogénesis, mientras que otras proteínas como la N y E aceleran dicho proceso. [6,7,8]

Probablemente este fenómeno de la inmunotrombosis que tiene su génesis desde la etapa aguda pudiera disminuirse parcial o totalmente con los tratamiento antiinflamatorios que deben emplearse en la etapa aguda severa como son los glucocorticoides, bloqueadores de IL-1 e IL-6, inhibidores de cinasas janus (JAK), los inhibidores de la tirosina cinasa de Bruton o el colágeno polimerizado tipo I, los cuales merman la tormenta de citocinas que finalmente perpetuará la coagulopatía trombótica ya analizada.[9,10]

En aquellos pacientes que sobrevivieron y que no llevaron un tratamiento antiinflamatorio e inmunomodulador es más factible que presenten COVID prolongado y actualmente son el foco de atención ya que la sintomatología persistente merma la calidad de vida personal, social y laboral de los afectados;

probablemente el gran factor asociado sea la meta inflamación propia de la obesidad que aunado a la agudización del inflamosoma por COVID-19, condiciona mayor riesgo en esta población especifica.[11]

Recientemente se han comenzado a ensayar el uso de antiagregación plaquetaria dual y anticoagulantes orales directos, incluso se menciona una triple terapia agregando un inhibidor de bomba de protones para evitar riesgos de hemorragias con estas terapias duales, los integrantes de la triple terapia: ácido acetil salicílico + clopidogrel + apixaban + pantoprazol.[12,13]

Otros investigadores han empleado trombolíticos como Nattokinase, serrapeptase, lumbrokinase, and bromleain, estas sustancias tienen potencial fibrinolítico y de degradación de amiloides, por lo que podrían tener cierta utilidad en COVID prolongado;

En algunos centros europeos están empleando un tipo de aféresis (precipitación de LDL extracorpórea inducida por heparina o aféresis HELP) donde la sangre pasa sobre un filtro de heparina para filtrar los lípidos y proteínas no deseados, un proceso que dice reduce la pegajosidad de la sangre y mejora la microcirculación, sin embargo, los resultados hasta ahora no han sido alentadores, además de que combinan la terapia con antiagregantes o anticoagulantes.[14]

Referencias

1. Lopez-Leon, S., Wegman-Ostrosky, T., Perelman, C. *et al.* More than 50 long-term effects of COVID-19: a systematic review and meta-analysis. *Sci Rep* **11**, 16144 (2021). https://doi.org/10.1038/s41598-021-95565-8

2. Del Carpio-Orantes L, García-Méndez S, Sánchez-Diaz JS, et-al. Oral Anticoagulation with Rivaroxaban as Thromboprophylaxis in Patients Recovered from COVID-19 Pneumonia in Veracruz, Mexico [abstract]. *Res Pract Thromb Haemost.* 2021; 5 (Suppl 2). https://abstracts.isth.org/abstract/oral-anticoagulation-with-rivaroxaban-as-thromboprophylaxis-in-patients-recovered-from-covid-19-pneumonia-in-veracruz-mexico/. Accessed November 20, 2022.

3. Vicente V. Thrombotic coagulopathy and COVID-19. ANALES RANM [Internet]. Royal Spanish Academy of Medicine; An RANM · year 2020 · journal 137(02):140-146. DOI: http://dx.doi.org/10.32440/ar.2020.137.02.doc01

4. Kell DB, Laubscher GJ, Pretorius E. A central role for amyloid fibrin microclots in long COVID/PASC: origins and therapeutic implications. *Biochem J.* 2022;479(4):537-559. doi:10.1042/BCJ20220016

5. Páramo JA. Inflammatory Response in Relation to COVID-19 and Other Prothrombotic Phenotypes [published online ahead of print, 2020 Jun 17]. Respuesta inflamatoria en relación con COVID-19 y otros fenotipos protrombóticos [published online ahead of print, 2020 Jun 17]. *Reumatol Clin (Engl Ed)*. 2020;18(1):1-4. doi:10.1016/j.reuma.2020.06.004

6. Buonsenso D, Piazza M, Boner AL, Bellanti JA. Long COVID: A proposed hypothesis-driven model of viral persistence for the pathophysiology of the syndrome. *Allergy Asthma Proc*. 2022;43(3):187-193. doi:10.2500/aap.2022.43.220018

7. Nyström S, Hammarström P. Amyloidogenesis of SARS-CoV-2 Spike Protein. *J Am Chem Soc*. 2022;144(20):8945-8950. doi:10.1021/jacs.2c03925

8. Seth P, Sarkar N. A comprehensive mini-review on amyloidogenesis of different SARS-CoV-2 proteins and its effect on amyloid formation in various host proteins. *3 Biotech*. 2022;12(11):322. doi:10.1007/s13205-022-03390-1

9. R. Cervera. G. Espinosa. M. Ramos-Casals, J. Hernandez-Rodriguez, S. Prieto- Gonzalez. G. Espigol. Respuesta Inmunoinflamatoria en la COVID-19. México. D.F: Editorial Medica Panamericana ; 2020.

10. Méndez-Flores S, Priego-Ranero Á, Azamar-Llamas D, et al. Effect of polymerised type I collagen on hyperinflammation of adult outpatients with symptomatic COVID-19. *Clin Transl Med.* 2022;12(3):e763. doi:10.1002/ctm2.763

11. Russo S, Kwiatkowski M, Govorukhina N, Bischoff R, Melgert BN. Meta-Inflammation and Metabolic Reprogramming of Macrophages in Diabetes and Obesity: The Importance of Metabolites. *Front Immunol.* 2021;12:746151. Published 2021 Nov 5. doi:10.3389/fimmu.2021.746151

12. Pretorius E, Venter C, Laubscher GJ, et al. Combined triple treatment of fibrin amyloid microclots and platelet pathology in individuals with Long COVID/ Post-Acute Sequelae of COVID-19 (PASC) can resolve their persistent symptoms. Research Square; 2021. DOI: 10.21203/rs.3.rs-1205453/v1.

13. Kell DB, Pretorius E. The potential role of ischaemia-reperfusion injury in chronic, relapsing diseases such as rheumatoid arthritis, Long COVID, and ME/CFS: evidence, mechanisms, and therapeutic implications. *Biochem J.* 2022;479(16):1653-1708. doi:10.1042/BCJ20220154

14. Davies M. Long covid patients travel abroad for expensive and experimental "blood washing". *BMJ*. 2022;378:o1671. Published 2022 Jul 12. doi:10.1136/bmj.o1671

Teorías etiopatogénicas que llevan a la búsqueda de tratamientos en Long COVID

El Long COVID se define como la persistencia de síntomas de COVID-19 12 semanas después de haber presentado un cuadro agudo, asociado a microtrombosis fibrinoide y amiloide secundaria a estimulación antigénica de partículas virales y prevalencia de inmunotrombosis persistente que provoca oclusión de la microvasculatura, endotelitis y daño por isquemia-reperfusión.[1]

Sin embargo, para que se den todos estos procesos etiopatogénicos que definen al Long COVID, aún no hay evidencias específicas y fehacientes sobre ello y se han creado diversas teorías que intentan descifrar la fisiopatología de dicha entidad, algunas son independientes, pero otras son dependientes entre sí y se correlacionan estrechamente, a continuación, se mencionan las principales teorías etiopatogénicas:

- Teoría de la persistencia viral o de partículas virales: Existe evidencia de que tras un cuadro agudo de COVID-19, hay persistencia de partículas virales en diversos órganos hasta un año después del cuadro y los órganos principalmente afectados son: Cerebro, Gastrointestinal y Hemolinfático; de igual forma se han detectado en sangre, heces y orina. La proteína S del Sars Cov2 ha sido detectada en sangre hasta un año después del cuadro agudo. [2,3]

- Teoría de la disfunción endotelial: esta teoría versa sobre el daño al endotelio vascular que deriva en endotelitis la cual, a su vez, favorecerá incremento y activación plaquetaria y de leucocitos, riesgo incrementado de formación de trombos con el subsecuente daño a órganos y tejidos por mecanismo de isquemia tisular que puede afectar los principales órganos y sistemas del cuerpo humano. [4,5]

- Teoría de la hiperactividad plaquetaria: la cual se relaciona con la teoría previa y menciona que esta hiperactividad plaquetaria favorece la formación de microtrombos los cuales tienen la característica de ser amiloides y en este rubro, se enlaza con la teoría de persistencia viral la cual menciona que la proteína S del Sars Cov2 tiene potencial estimulando amiloidogénesis, lo cual hace que estos trombos amiloides, sean más resistentes a su degradación y de mayor dureza y tamaño lo cual asegura oclusión a la microvasculatura con el subsecuente daño orgánico diverso. [6,7,8]

- Teoría del daño al Nervio Vago: esta teoría se enlaza con la previa y se refiere al daño de nervios cruciales para el funcionamiento del sistema nervioso autónomo, como el daño al nervio vago, el cual controla diversas funciones de los sistemas cardiovascular, gastrointestinal y pulmonar, por lo que el daño al mismo puede traer muchos síntomas en estos sistemas. Un estudio español (Vagus-Covid Study) incluyó 22 sujetos con sospecha de disfunción del nervio vago post COVID, 20 (91%) eran mujeres con una mediana de edad de 44 años. Los síntomas relacionados más frecuentes fueron: diarrea (73 %), taquicardia (59 %), mareos, disfagia y disfonía (45 % cada uno) e hipotensión ortostática (14 %). Casi todos (19 sujetos, 86%) tenían al menos 3 síntomas relacionados. La mediana de duración previa de los síntomas fue de 14 meses. Seis de 22 pacientes (27 %) mostraron una alteración del nervio vago en el cuello que se muestra en la ecografía, incluido el engrosamiento del nervio y un aumento de la "ecogenicidad", lo que indica cambios reactivos inflamatorios leves.[9]

- Teoría de anomalías inmunitarias o debilidad del sistema inmune: tras un cuadro de COVID-19 agudo, hay evidencia de inflamación persistente que alimenta el inflamosoma de cada persona, además de la presencia de autoinmunidad que agrega comorbilidades diversas a los enfermos e incluso aparición de novo de enfermedades reumatológicas como lupus, dermatomiositis, artritis reumatoide, etc. Además, se ha demostrado la producción de anticuerpos contra el receptor ACE2 que podrían disminuir la actividad de ACE2 tanto la parte soluble como la unida a membrana, lo cual finalmente activaría al sistema inmunológico, el cual puede actuar como un priming inmunológico por mimetismo molecular. De igual forma se ha demostrado un "agotamiento del sistema inmune tras un cuadro de COVID-19 agudo que condiciona disminución de las subpoblaciones de linfocitos y el subsecuente riesgo de enfermedades oportunistas.[10,11,12,13,14]

- Teoría de la interacción con virus subclínicos: esta teoría menciona que tras el desajuste del sistema inmune producido por COVID-19 agudo, algunos virus que tienden a permanecer en forma subclínica (principalmente aquellos de la familia herpesviridae), pueden activarse de nueva cuenta agregando morbilidad al cuadro de Long COVID, con síntomas diversos acordes al tipo viral.[15,16,17]

- Teoría de la Disbiosis: esta teoría menciona que los pacientes con Long COVID presentan una disbiosis la cual dificultaría las relaciones entre la microbiota y el viroma, favoreciendo sintomatología de los principales aparatos y sistemas orgánicos, destacando la afectación del aparato respiratorio y el sistema gastrointestinal (que tienen una gran cantidad de receptores ACE2 y TMPRSS2 que favorecen el ingreso viral a las células), que son los principales que albergan la microbiota condicionando una disbiosis. [18,19]

- Teoría de agravamiento de enfermedades crónicas o aparición de novo de enfermedades crónicas: en esta teoría etiopatogénica se menciona que enfermedades previamente diagnosticadas a un cuadro agudo de COVID-19 pueden descontrolarse o agravarse en forma concomitante lo cual agrega mayor comorbilidad el enfermo tanto en la etapa aguda como en el Long COVID; además se ha visto que tras el cuadro agudo muchos pacientes desarrollan enfermedades crónicodegenerativas como: Diabetes, Hipertensión, Cardiopatías diversas, Demencias, Tiroidopatías, etc.[20,21,22,24,25]

Finalmente, estas teorías etiopatogénicas pueden entrelazarse entre ellas y explicar muchos procesos fisiopatológicos como un todo, siendo importante conocer todas y cada una de ellas para poder proponer métodos diagnósticos y tratamientos eficaces, actualmente se mencionan tratamientos relevantes como: uso de antivirales (principalmente Paxlovid en casos de persistencia viral); uso de anticoagulantes y antiagregantes diversos solos o en combinación para evitar los riesgos trombóticos, daño a la microvasculatura y lesión tisular por isquemia reperfusión y endotelitis (destaca la triple terapia que emplea anticoagulantes directos, antiagregación plaquetaria dual y protección gástrica); uso de antivirales específicos en caso de reactivación de virus de la familia herpesviridae como aciclovir, valaciclovir, Famciclovir, etc; existiendo otros tratamientos aún menos estudiados como la aféresis plasmática, la estimulación transcutánea o transauricular del nervio vago, probióticos y trasplantes fecales, etc (Tabla 1). Aún queda mucho por dilucidar del síndrome Long COVID.[26]

Referencias

1.- Del Carpio-Orantes L. (2022). Long COVID. Qeios. doi:10.32388/39WAP7.2.

2.- Tejerina F, Catalan P, Rodriguez-Grande C, Adan J, Rodriguez-Gonzalez C, Muñoz P, Aldamiz T, Diez C, Perez L, Fanciulli C, Garcia de Viedma D; Gregorio Marañon Microbiology ID COVID 19 Study Group. Post-COVID-19 syndrome. SARS-CoV-2 RNA detection in plasma, stool, and urine in patients with persistent symptoms after COVID-19. BMC Infect Dis. 2022 Mar 3;22(1):211. doi: 10.1186/s12879-022-07153-4. PMID: 35240997; PMCID: PMC8892394.

3.- Swank Z, Senussi Y, Manickas-Hill Z, Yu XG, Li JZ, Alter G, Walt DR. Persistent circulating SARS-CoV-2 spike is associated with post-acute COVID-19 sequelae. Clin Infect Dis. 2022 Sep 2:ciac722. doi: 10.1093/cid/ciac722. Epub ahead of print. PMID: 36052466.

4.- Willyard C. Could tiny blood clots cause long COVID's puzzling symptoms? Nature. 2022 Aug;608(7924):662-664. doi: 10.1038/d41586-022-02286-7. PMID: 36002482.

5.- Charfeddine S, Ibn Hadj Amor H, Jdidi J, Torjmen S, Kraiem S, Hammami R, Bahloul A, Kallel N, Moussa N, Touil I, Ghrab A, Elghoul J, Meddeb Z, Thabet Y, Kammoun S, Bouslama K, Milouchi S, Abdessalem S, Abid L. Long COVID 19 Syndrome: Is It Related to Microcirculation and Endothelial Dysfunction? Insights From TUN-EndCOV Study. Front Cardiovasc Med. 2021 Nov 30;8:745758. doi: 10.3389/fcvm.2021.745758. PMID: 34917659; PMCID: PMC8670225.

6.- Kell DB, Laubscher GJ, Pretorius E. A central role for amyloid fibrin microclots in long COVID/PASC: origins and therapeutic implications. Biochem J. 2022 Feb 17;479(4):537-559. doi: 10.1042/BCJ20220016. PMID: 35195253; PMCID: PMC8883497.

7.- Pretorius E, Vlok M, Venter C, Bezuidenhout JA, Laubscher GJ, Steenkamp J, Kell DB. Persistent clotting protein pathology in Long COVID/Post-Acute Sequelae of COVID-19 (PASC) is accompanied by increased levels of antiplasmin. Cardiovasc Diabetol. 2021 Aug 23;20(1):172. doi: 10.1186/s12933-021-01359-7. PMID: 34425843; PMCID: PMC8381139.

8.- Nyström S, Hammarström P. Amyloidogenesis of SARS-CoV-2 Spike Protein. J Am Chem Soc. 2022 May 25;144(20):8945-8950. doi: 10.1021/jacs.2c03925. Epub 2022 May 17. PMID: 35579205; PMCID: PMC9136918.

9.- Papadopoulou M, Bakola E, Papapostolou A, Stefanou MI, Gaga M, Zouvelou V, Michopoulos I, Tsivgoulis G. Autonomic dysfunction in long-COVID syndrome: a neurophysiological and neurosonology study. J Neurol. 2022 Sep;269(9):4611-4612. doi: 10.1007/s00415-022-11172-1. Epub 2022 May 10. PMID: 35536408; PMCID: PMC9086662.

10.- Calabrese C, Kirchner E, Calabrese LH. Long COVID and rheumatology: Clinical, diagnostic, and therapeutic implications. Best Pract Res Clin Rheumatol. 2022 Nov 8:101794. doi: 10.1016/j.berh.2022.101794. Epub ahead of print. PMID: 36369208; PMCID: PMC9641578.

11.- Merad M, Blish CA, Sallusto F, Iwasaki A. The immunology and immunopathology of COVID-19. Science. 2022 Mar 11;375(6585):1122-1127. doi: 10.1126/science.abm8108. Epub 2022 Mar 10. PMID: 35271343.

12.- Arthur JM, Forrest JC, Boehme KW, Kennedy JL, Owens S, Herzog C, Liu J, Harville TO. Development of ACE2 autoantibodies after SARS-CoV-2 infection. PLoS One. 2021 Sep 3;16(9):e0257016. doi: 10.1371/journal.pone.0257016. PMID: 34478478; PMCID: PMC8415618.

13.- Proal AD, VanElzakker MB. Long COVID or Post-acute Sequelae of COVID-19 (PASC): An Overview of Biological Factors That May Contribute to Persistent Symptoms. Front Microbiol. 2021 Jun 23;12:698169. doi: 10.3389/fmicb.2021.698169. PMID: 34248921; PMCID: PMC8260991.

14.- Rha MS, Shin EC. Activation or exhaustion of CD8$^+$ T cells in patients with COVID-19. Cell Mol Immunol. 2021 Oct;18(10):2325-2333. DOI: 10.1038/s41423-021-00750-4. Epub 2021 Aug 19. PMID: 34413488; PMCID: PMC8374113.

15.- Algaadi SA. Herpes zoster and COVID-19 infection: a coincidence or a causal relationship? Infection. 2022 Apr;50(2):289-293. doi: 10.1007/s15010-021-01714-6. Epub 2021 Nov 22. PMID: 34807403; PMCID: PMC8607065.

16.- Gold JE, Okyay RA, Licht WE, Hurley DJ. Investigation of Long COVID Prevalence and Its Relationship to Epstein-Barr Virus Reactivation. Pathogens. 2021 Jun 17;10(6):763. doi: 10.3390/pathogens10060763. PMID: 34204243; PMCID: PMC8233978.

17.- Peluso MJ, Deveau TM, Munter SE, Ryder D, Buck A, Beck-Engeser G, Chan F, Lu S, Goldberg SA, Hoh R, Tai V, Torres L, Iyer NS, Deswal M, Ngo

LH, Buitrago M, Rodriguez A, Chen JY, Yee BC, Chenna A, Winslow JW, Petropoulos CJ, Deitchman AN, Hellmuth J, Spinelli MA, Durstenfeld MS, Hsue PY, Kelly JD, Martin JN, Deeks SG, Hunt PW, Henrich TJ. Impact of Pre-Existing Chronic Viral Infection and Reactivation on the Development of Long COVID. medRxiv [Preprint]. 2022 Jul 22:2022.06.21.22276660. doi: 10.1101/2022.06.21.22276660. Update in: J Clin Invest. 2022 Dec 1;: PMID: 35898346; PMCID: PMC9327632.

18.- Wang B, Zhang L, Wang Y, Dai T, Qin Z, Zhou F, Zhang L. Alterations in microbiota of patients with COVID-19: potential mechanisms and therapeutic interventions. Signal Transduct Target Ther. 2022 Apr 29;7(1):143. doi: 10.1038/s41392-022-00986-0. PMID: 35487886; PMCID: PMC9052735.

19.- Haran JP, Bradley E, Zeamer AL, Cincotta L, Salive MC, Dutta P, Mutaawe S, Anya O, Meza-Segura M, Moormann AM, Ward DV, McCormick BA, Bucci V. Inflammation-type dysbiosis of the oral microbiome associates with the duration of COVID-19 symptoms and long COVID. JCI Insight. 2021 Oct 22;6(20):e152346. doi: 10.1172/jci.insight.152346. PMID: 34403368; PMCID: PMC8564890.

20.- Asadi-Pooya AA, Akbari A, Emami A, Lotfi M, Rostamihosseinkhani M, Nemati H, Barzegar Z, Kabiri M, Zeraatpisheh Z, Farjoud-Kouhanjani M, Jafari

A, Sasannia S, Ashrafi S, Nazeri M, Nasiri S, Shahisavandi M. Long COVID syndrome-associated brain fog. J Med Virol. 2022 Mar;94(3):979-984. doi: 10.1002/jmv.27404. Epub 2021 Oct 24. PMID: 34672377; PMCID: PMC8662118.

21.- Prieto Rodríguez MÁ, March Cerdá JC, Martín Barato A, Escudero Carretero M, López Doblas M, Luque Martín N. Repercusiones del confinamiento por COVID-19 en pacientes crónicos de Andalucía [Consequences of the COVID-19 lockdown in patients with chronic diseases in Andalusia]. Gac Sanit. 2022 Mar-Apr;36(2):139-145. Spanish. doi: 10.1016/j.gaceta.2020.11.001. Epub 2020 Nov 21. PMID: 33342601; PMCID: PMC7680018.

22.- Raveendran AV, Misra A. Post COVID-19 Syndrome ("Long COVID") and Diabetes: Challenges in Diagnosis and Management. Diabetes Metab Syndr. 2021 Sep-Oct;15(5):102235. doi: 10.1016/j.dsx.2021.102235. Epub 2021 Jul 28. PMID: 34384972; PMCID: PMC8317446.

23.- Burekovic A, Halilovic D, Sahbaz A. Hypothyroidism and Subclinical Hypothyroidism as a Consequence of COVID-19 Infection. Med Arch. 2022 Feb;76(1):12-16. doi: 10.5455/medarh.2022.76.12-16. PMID: 35422565; PMCID: PMC8976890.

24.- Raman B, Bluemke DA, Lüscher TF, Neubauer S. Long COVID: post-acute sequelae of COVID-19 with a cardiovascular focus. Eur Heart J. 2022 Mar 14;43(11):1157-1172. doi: 10.1093/eurheartj/ehac031. PMID: 35176758; PMCID: PMC8903393.

25.- Premraj L, Kannapadi NV, Briggs J, Seal SM, Battaglini D, Fanning J, Suen J, Robba C, Fraser J, Cho SM. Mid and long-term neurological and neuropsychiatric manifestations of post-COVID-19 syndrome: A meta-analysis. J Neurol Sci. 2022 Mar 15;434:120162. doi: 10.1016/j.jns.2022.120162. Epub 2022 Jan 29. PMID: 35121209; PMCID: PMC8798975.

26.- Davis HE, McCorkell L, Vogel JM, Topol EJ. Long COVID: major findings, mechanisms and recommendations. Nat Rev Microbiol. 2023 Jan 13. doi: 10.1038/s41579-022-00846-2. Epub ahead of print. PMID: 36639608.

Tabla 1. Tratamientos propuestos en base a las teorías

Teorías	Tratamientos
Persistencia viral	Nirmatrelvir/Ritonavir
Daño endotelial (Microtrombos amiloides)	Triple terapia (anticoagulantes orales, terapia dual de antiagregación e inhibidor de bomba de protones) Fibrinolíticos (Nattokinasa) Esteroides Biológicos Aféresis plasmática Hemodiálisis
Hiperactividad plaquetaria	Antiagregación plaquetaria
Agotamiento del sistema inmune	Vitaminicos, fitonutrientes, antioxidantes Inmunomoduladores
Daño al nervio Vago	Estimulación al nervio vago (transcutánea y transauricular)
Virus subclínicos	Antivirales: aciclovir, valganciclovir
Disbiosis	Probioticos Trasplante fecal

COVID persistente, ¿nueva entidad crónico-degenerativa?

El COVID persistente, se define como la persistencia de síntomas de COVID-19 tras 4 semanas después de haber cursado un cuadro agudo, según la definición más reciente de los CDC. Se estima 65 millones de personas afectadas por esta entidad, aunque otras cifras hablan de 200 millones de afectados.[1,2]

Según estadísticas mundiales, se estima que 1 de cada 10 enfermos de COVID-19 desarrollará la forma crónica denominada COVID persistente, y la prevalencia es variable desde 7.5 a 14% según las diversas series europeas y norteamericanas. Desafortunadamente en Latinoamérica no hay estadísticas confiables.[3]

Las principales manifestaciones de la entidad recaen sobre la esfera neuropsiquiátrica desde cuadros de ansiedad, depresión, síndrome confusional, encefalopatía y otras entidades. Las manifestaciones reportadas además de las comentadas son cardiovasculares con cuadros de disautonomías, taquicardias paroxísticas posturales, hipertensión-hipotensión reactivas, arritmias y miocarditis; de igual forma existen manifestaciones pulmonares (principalmente tos, disnea y dolor torácico), gastrointestinales (desde gastrocolitis hasta disbiosis) y osteomusculares diversas.[3]

No se sabe a ciencia cierta la fisiopatología, pero existen diversas teorías que han derivado en líneas de investigación actuales, de las que resaltan las siguientes:

- Teoría de la persistencia viral, la cual menciona que existen diversos reservorios orgánicos que aseguran la persistencia viral o de particulares virales hasta un año después del episodio agudo, principalmente proteína S, que siguen condicionando morbilidad y estimulando al sistema inmune, lo cual se traduce en inflamación crónica con los riesgos inherentes.

- Teoría de inmunotrombosis, esta teoría se enlaza con la precedente, en donde la inflamación crónica estimula la formación de trombos los cuales tienen la particularidad de ser amiloides lo cual los hace más resistentes a la degradación, poco maleables y de mayor tamaño lo cual segura obstrucción a la microcirculación con el subsecuente daño orgánico. Estos hallazgos hasta ahora han sido los más prevalentes en algunos estudios de trombosis en pacientes con COVID persistente.

- Teoría de desregulación inmune, esta teoría puede tener una desregulación positiva estimulando autoinmunidad (se ha reportado riesgo mayor de enfermedades inmunes tras un episodio agudo de

COVID-19) o una desregulación negativa que lleva a una exhaustividad del sistema inmune resultando en alteraciones de las subpoblaciones linfocitarias que disminuyen la actividad del sistema inmune, lo cual puede a su vez condicionar otras alteraciones como reactivación de virus latentes, principalmente los de la familia *herpesviridae.*

- Teoría de la disbiosis, en esta teoría el viroma (acúmulo viral incluido el Sars Cov2 junto a los virus latentes del organismo) sobrepasa a la microbiota intestinal condicionando disturbios a nivel local intestinal, así como trastorno del eje cerebro-intestino, lo cual favorece síntomas neuropsiquiátricos agregados.

- Teoría del daño al nervio vago, en esta teoría se expresa el gran neurotropismo que tiene el Sars Cov2 que culmina en daño al sistema nervioso central y periférico, siendo el enlace e gran nervio vago, cuyo disturbio (probable daño citotóxico directo o desmielinización) condiciona diversas alteraciones, desde neuropsiquiátricas, cardiovasculares, gastrointestinales y endocrinológicas.[3,4]

Las teorías anteriores han favorecido el estudio de posibles rutas de diagnóstico (kits comerciales de diagnóstico del COVID persistente: CheqUp e IncellKINE) y tratamiento enfocadas a combatir estas alteraciones crónicas del COVID-19, de tal manera que actualmente existen las diversas corrientes de tratamiento: [5-9]

Estos pacientes tendientes a la cronicidad seguramente ameritaran tratamientos polifarmacológicos además de terapias coadyuvantes, existiendo aun brechas importantes en cuanto a diagnóstico, tratamiento y rehabilitación, a este último respecto, aun no hay recomendaciones puntuales ya que muchos pacientes expresan que con la rehabilitación habitual no han encontrado respuestas para reintegrarse a su vida diaria, se han emitido recomendaciones de evitar rehabilitación en pacientes con síntomas de disautonomía.

Hasta ahora el no enfermar de COVID-19, el uso de Paxlovid, vacunación efectiva y metformina han demostrado disminuir el riesgo de desarrollar COVID persistente, por lo que las políticas actuales deben eficientar tanto el suministro del antiviral como la adecuada vacunación con objeto de limitar nuevos casos de COVID persistente en el país y en el mundo.[9]

En México la enfermedad y los afectados directamente están pugnando por que se reconozca y así poder tener acceso a protocolos diagnósticos y terapéuticos, tal es el caso del grupo de Facebook denominado COVID Persistente México, Comunidad Solidaria, el cual es un grupo constituido por más de 6,500 enfermos mexicanos que generan activismo social para el reconocimiento de la enfermedad; se han lanzado propuestas como la de change.org alzando la voz al gobierno para el reconocimiento de la entidad nosológica (https://www.change.org/p/ssalud-mx-hlgatell-reconocimiento-del-covid-persistente-en-m%C3%A9xico), la cual lleva más de 9,600 firmas de apoyo. A través de este grupo y sus participantes se han realizado encuestas para caracterizar a esta población de tal forma que se ha identificado que en la población mexicana los síntomas neuropsiquiátricos son los de mayor prevalencia, seguidos de las manifestaciones osteomusculares, algo sobresaliente en comparación a lo reportado en otras latitudes. En forma reciente se ha publicado en preprint un reporte de la ENSANUT 2022 con el estudio de más de 24,400 participantes, que demuestra que 1 de cada 20 mexicanos padece de síntomas persistentes y 14% de la población presenta síntomas incapacitantes. La Academia Nacional de Medicina incluso ha publicado un libro sobre COVID persistente y nosotros como grupo de estudio hemos comenzado a publicar y divulgar hallazgos y revisiones para visibilizar esta entidad crónica en México, se espera en breve lograr una Guía de Práctica Clínica con apoyo del CENETEC-Salud. El Instituto Nacional de Ciencias Médicas y Nutrición "Salvador Zubirán" ha comenzado a indagar cuestiones de senescencia celular propias del COVID persistente, así como una opción terapéutica denominada Fibroquel (colágeno polimerizado tipo I) para el tratamiento del COVID persistente. [10-16]

Finalmente, esta entidad se suma al espectro de enfermedades crónicas y degenerativas lo cual deberá ser un punto prioritario de las instituciones de salud nacionales, generando protocolos de diagnóstico y tratamiento, así como guías de práctica clínica, para limitar las secuelas propias de la enfermedad, la alta morbimortalidad, la carga de la enfermedad y la afectación socioeconómica secundaria.

Persistencia viral	Protocolo Paxlovid por 15 días (Universidad de Yale)
Inmunotrombosis (microtrombos amiloides)	Triple terapia - Anticoagulante oral directo - Antiagregación dual - Protección gástrica Fibrinolíticos
Desregulación inmune	Antiinflamatorios Inmunomoduladores Inmunoestimulantes Terapia biológica Anticuerpos monoclonales (Temelimab)
Disbiosis	Tratamientos antimicrobianos específicos - Doxiciclina - Amoxicilina/clavulanato - *Remissionbiome* Prebióticos Probióticos (Lactobacillus ps 128) Trasplante fecal
Daño al nervio vago	Electroestimulación transcraneal Electroestimulación del nervio vago
Síndrome confusional	Terapia psicológica Tratamiento psiquiátrico "Pacing"

Referencias

1. Department of Health and Human Services, Office of the Assistant Secretary for Health. 2022. National Research Action Plan on Long COVID, 200 Independence Ave SW, Washington, DC 20201 [DOI: 10.1037/e304752003-001]

2. The Lancet. Long COVID: 3 years in. Lancet. 2023 Mar 11;401(10379):795. doi: 10.1016/S0140-6736(23)00493-2. PMID: 36906338; PMCID: PMC9998094.

3. Davis HE, McCorkell L, Vogel JM, Topol EJ. Long COVID: major findings, mechanisms and recommendations. Nat Rev Microbiol. 2023 Mar;21(3):133-146. doi: 10.1038/s41579-022-00846-2. Epub 2023 Jan 13. Erratum in: Nat Rev Microbiol. 2023 Apr 17;: PMID: 36639608; PMCID: PMC9839201.

4. Del Carpio-Orantes L, Aguilar-Silva A. (2023). [Commentary] Long COVID, linking etiopathogenic theories. Qeios. doi:10.32388/A7TYBN.

5. Kell DB, Laubscher GJ, Pretorius E. A central role for amyloid fibrin microclots in long COVID/PASC: origins and therapeutic implications. Biochem J. 2022 Feb 17;479(4):537-559. doi: 10.1042/BCJ20220016. PMID: 35195253; PMCID: PMC8883497.

6. Giannos P, Prokopidis K. Gut dysbiosis and long COVID-19: Feeling gutted. J Med Virol. 2022 Jul;94(7):2917-2918. doi: 10.1002/jmv.27684. Epub 2022 Mar 7. PMID: 35233795; PMCID: PMC9088471.

7. Badran BW, Huffman SM, Dancy M, Austelle CW, Bikson M, Kautz SA, George MS. A pilot randomized controlled trial of supervised, at-home, self-administered transcutaneous auricular vagus nerve stimulation (taVNS) to manage long COVID

symptoms. Bioelectron Med. 2022 Aug 25;8(1):13. doi: 10.1186/s42234-022-00094-y. PMID: 36002874; PMCID: PMC9402278.

8. Ceban F, Leber A, Jawad MY, Yu M, Lui LMW, Subramaniapillai M, Di Vincenzo JD, Gill H, Rodrigues NB, Cao B, Lee Y, Lin K, Mansur RB, Ho R, Burke MJ, Rosenblat JD, McIntyre RS. Registered clinical trials investigating treatment of long COVID: a scoping review and recommendations for research. Infect Dis (Lond). 2022 Jul;54(7):467-477. doi: 10.1080/23744235.2022.2043560. Epub 2022 Mar 14. PMID: 35282780; PMCID: PMC8935463.

9. Besnier F, Bérubé B, Malo J, Gagnon C, Grégoire CA, Juneau M, Simard F, L'Allier P, Nigam A, Iglésies-Grau J, Vincent T, Talamonti D, Dupuy EG, Mohammadi H, Gayda M, Bherer L. Cardiopulmonary Rehabilitation in Long-COVID-19 Patients with Persistent Breathlessness and Fatigue: The COVID-Rehab Study. Int J Environ Res Public Health. 2022 Mar 31;19(7):4133. doi: 10.3390/ijerph19074133. PMID: 35409815; PMCID: PMC8998214.

10. Del Carpio-Orantes L, García-Méndez S, Aguilar-Silva A, et al., Manifestaciones osteomusculares y autoinmunes del COVID persistente en México, Reumatología Clínica, https://doi.org/10.1016/j.reuma.2023.06.003

11. Bello-Chavolla OY, Fermin-Martinez CA, Fernandez-Chirino L, et-al. Nationally representative prevalence and determinants of post-acute sequelae of SARS-CoV-2 infection (Long COVID) amongst Mexican adults in 2022. doi: https://doi.org/10.1101/2023.07.10.23292475

12. Halabe-Cherem J, Robledo-Aburto Z, Fajardo-Dolci G. Síndrome Post COVID. 2023, México. Primera edición. Editorial Panamericana.

13. Torres-Ruiz J, Lomelín-Gascón J, Lira Luna J, et-al.. Novel clinical and immunological features associated with persistent post-acute sequelae of COVID-19 after six months of follow-up: a pilot study. Infect Dis (Lond). 2023 Apr;55(4):243-254. doi: 10.1080/23744235.2022.2158217. Epub 2023 Jan 13. PMID: 36637466.

14. Del Carpio-Orantes L, Aguilar-Silva A. Teorías del long COVID entrelazadas para explicar su etiopatogenia [Intertwined long COVID theories to explain its etiopathogenesis]. Rev Med Inst Mex Seguro Soc. 2023 May 2;61(3):256-257. Spanish. PMID: 37216305.

15. Del Carpio-Orantes L. Etiopathogenic theories about long COVID. World J Virol. 2023 Jun 25;12(3):204-208. doi: 10.5501/wjv.v12.i3.204. PMID: 37396704; PMCID: PMC10311581.

16. Olivares-Martínez E, Hernadez-Ramirez DF, Nuñez-Alvarez CA, et-al. Polymerized type I collagen down-regulates STAT-1 phosphorylation through engagement to LAIR-1 in M1-macrophages avoiding long COVID. doi: https://doi.org/10.1101/2023.07.01.23292108

Long COVID en México, esfuerzos de investigación.

El Long COVID es una entidad relativamente nueva en el país y aún no está reconocida por el sector salud por lo tanto no hay protocolos de actuación o guías de práctica clínica que orienten al personal de salud para el abordaje diagnóstico y tratamiento de esta entidad.

Los primeros esfuerzos de investigadores mexicanos en colaboración internacional aportaron la primera descripción de síntomas del COVID persistente en una revisión sistemática con metaanálisis, en donde se establece un cortejo sintomático de más de 50 síntomas. Otros investigadores han sintetizado la experiencia global de las principales teorías actuales alrededor de esta entidad que intentan dilucidar los mecanismos etiopatogénicos del Long COVID, desde donde parten oportunidades de tratamiento actuales. Reforzando la investigación clínica mexicana en torno al Long COVID, ha habido investigación básica aplicada identificándose patrones inflamatorios asociados a obesidad, tan prevalente en nuestra población y que favorece diabetes y mayor severidad del COVID-19, y marcadores de senescencia celular manifestados en mayor expresión de CD57 en linfocitos CD8+.[1,2,3]

Respecto de caracterizar a la población mexicana afectada de Long COVID se han realizado desde 2020, existiendo documentos de diversas ciudades mexicanas como Puebla, Zacatecas, San Luis Potosí, Ciudad de México, Yucatán y Veracruz. Destaca en forma global mayor afectación al género femenino y con edad promedio 42 años, siendo los principales factores de riesgo Obesidad, Diabetes e hipertensión en la mayoría de los reportes, aunque se han estudiado poblaciones especiales como los portadores de enfermedades autoinmunes, que no difieren mucho de la población general. El principal síntoma es la fatiga persistente, la cual puede llegar a ser incapacitante y condicionar afectación familiar, escolar y laboral; otros síntomas importantes son disnea, cefalea, insomnio y alteraciones de memoria, así como ansiedad y depresión. [4,5,6,7,8,9]

Finalmente, consideramos que el escenario clínico es apto para integrar las primeras experiencias de diagnóstico y tratamiento en nuestra población, como grupo de estudio hemos propuesto la creación de la primera guía de práctica clínica mexicana al CENETEC que se espera realizar en 2024 y estamos llevando a cabo una encuesta para caracterizar a la población mexicana con Long COVID (https://forms.gle/5m8fnc5g1e579vCB7), mientras tanto hay que ganar experiencia nacional y colaboraciones internacionales para que estos pacientes tengan mejores opciones terapéuticas, así como limitación de secuelas e integrarse a su vida cotidiana.

Referencias

1. Lopez-Leon S, Wegman-Ostrosky T, Perelman C, Sepulveda R, Rebolledo PA, Cuapio A, Villapol S. More than 50 long-term effects of COVID-19: a systematic review and meta-analysis. Sci Rep. 2021 Aug 9;11(1):16144. doi: 10.1038/s41598-021-95565-8. PMID: 34373540; PMCID: PMC8352980.

2. Del Carpio-Orantes L, Aguilar-Silva A. Teorías del long COVID entrelazadas para explicar su etiopatogenia. Rev Med Inst Mex Seguro Soc. 2023;61(3):256-7.

3. Torres-Ruiz J, Lomelín-Gascón J, Vargas-Castro AS, Lira-Luna J, Pérez-Fragoso A, Tapia-Conyer R, Nuñez-Aguirre M, Alcalá-Carmona B, Absalón-Aguilar A, Maravillas-Montero JL, Mejía-Domínguez NR, Núñez-Álvarez C, Rull-Gabayet M, Llorente L, Romero-Ramírez S, Sosa-Hernández VA, Cervantes-Díaz R, Juárez-Vega G, Meza-Sánchez DE, Martínez-Juárez LA, Morales-Juárez L, López-López LN, Negrete-Trujillo JA, Falcón-Lezama JA, Valdez-Vázquez RR, Gallardo-Rincón H, Gómez-Martín D. Clinical and immunological features associated to the development of a sustained immune humoral response in COVID-19 patients: Results from a cohort study. Front Immunol. 2022 Aug 15;13:943563. doi: 10.3389/fimmu.2022.943563. PMID: 36045688; PMCID: PMC9421299.

4. Herrera-García JC, Arellano-Montellano EI, Juárez-González LI, Contreras-Andrade RI. Persistencia de síntomas en pacientes después de la enfermedad por coronavirus (COVID-19) en un hospital de tercer nivel de Puebla, México. Med Int Méx. 2020; 36 (6): 789-793. https://doi.org/10.24245/mim. v36i6.4581

5. Galván-Tejada CE, Herrera-García CF, Godina-González S, Villagrana-Bañuelos KE, Amaro JDL, Herrera-García K, Rodríguez-Quiñones C, Zanella-Calzada LA, Ramírez-Barranco J, Avila JLR, Reyes-Escobedo F, Celaya-Padilla JM, Galván-Tejada JI, Gamboa-Rosales H, Martínez-Acuña M, Cervantes-Villagrana A, Rivas-Santiago B, Gonzalez-Curiel IE. Persistence of COVID-19 Symptoms after Recovery in Mexican Population. Int J Environ Res Public Health. 2020 Dec 14;17(24):9367. doi: 10.3390/ijerph17249367. PMID: 33327641; PMCID: PMC7765113.

6. Cortés-Telles A, López-Romero S, Figueroa-Hurtado E, Pou-Aguilar YN, Wong AW, Milne KM, Ryerson CJ, Guenette JA. Pulmonary function and functional capacity in COVID-19 survivors with persistent dyspnoea. Respir Physiol Neurobiol. 2021 Jun;288:103644. doi: 10.1016/j.resp.2021.103644. Epub 2021 Feb 27. PMID: 33647535; PMCID: PMC7910142.

7. Wong AW, López-Romero S, Figueroa-Hurtado E, Vazquez-Lopez S, Milne KM, Ryerson CJ, Guenette JA, Cortés-Telles A. Predictors of reduced 6-minute walk distance after COVID-19: a cohort study in Mexico. Pulmonology. 2021 Nov-Dec;27(6):563-565. doi: 10.1016/j.pulmoe.2021.03.004. Epub 2021 Mar 26. PMID: 33832849; PMCID: PMC7997705.

8. Alba-Leonel A, Papaqui-Alba S, Montes-Rodriguez BG, et-al. Secuelas presentes en la población mexicana post COVID-19, Actas del Congreso Nacional de Tecnología Aplicada a Ciencias de la Salud Vol. 4, 2022. Pag 111-114.

9. Quiñones-Moya, Horacio; Valle, Armando Ocampo-Del1; Camargo-Coronel, Adolfo; Jimenénez-Balderas, Francisco Javier; Bernal-Enriquez, Miriam Berenice; Madinabeitia-Rodríguez, Pedro; Morales-Medino, Kenia Nahomi; Ibañez, Cynthia Roque; Hernández-Zavala, Mario Raúl. Long COVID in Patients with Rheumatologic Disease: A Single Center Observational Study. Indian Journal of Rheumatology ():10.4103/injr.injr_118_22, November 24, 2022. | DOI: 10.4103/injr.injr_118_22

Long COVID, de la teoría al tratamiento

Se define al Long COVID como la persistencia de síntomas de COVID-19 después de 12 semanas de padecer un cuadro agudo de dicha entidad, actualmente se mencionan como los principales síntomas evidenciados a través de un metaanálisis y revisión sistemática: fatiga (58%), cefalea (44%), trastornos de atención (27%), alopecia (25%) y disnea (24%), sin embargo, han identificado más de cincuenta manifestaciones asociadas al COVID prolongado; de igual forma se han encontrado estudios paraclínicos alterados: estudios de imagen de tórax en 34% de los afectados, Dímero D alterado en 20%, proBNP en 11%, proteína C reactiva en 8%, ferritina 8%, procalcitonina 4% e IL-6 en 3%.[1]

Clasificación.

Acorde a los síntomas preponderantes se han divido los cuadros de Long COVID en 4 Subfenotipos extraídos de un metaanálisis de las cohortes INSIGHT:

Subfenotipo 1: cardiaco y renal

Subfenotipo 2: respiratorio, trastornos del sueño y ansiedad

Subfenotipo 3: sistema musculo esquelético y nervioso

Subfenotipo 4: digestivo y respiratorio

Los subfenotipos 1y 2 son los más prevalentes y engloba a los pacientes que presentaron cuadros más severos y de mayor añosidad, así como mayor requerimiento de ventilación mecánica y terapia intensiva. Los subfenotipos 3 y 4 alberga a pacientes jóvenes con síntomas menos prevalentes.[2]

Teorías etiopatogénicas

Actualmente existen diversas teorías que tratan de explicar la causa del Long COVID sin embargo algunas pueden interrelacionarse entre sí, las más importantes son:

Teoría de la persistencia viral: se menciona que el virus o mejor dicho partículas virales, como la proteína S y N, pueden persistir en los diversos aparatos y sistemas del organismo identificándose hasta 6 meses después la presencia de estas, las cuales condicionan un estímulo antigénico persistente que perpetua los procesos de inflamación y coagulación persistentes. Importante mencionar que la persistencia de la proteína S estimula la amiloidogénesis, mientras que la proteína N perpetúa y eficienta este proceso, ambas incrementan la morbilidad general.[3,4,5]

Teoría de Células T exhaustas y Reactivación viral: en esta teoría se menciona que las células T posteriores al cuadro agudo de COVID presentan un decremento en número y en funcionalidad de los linfocitos CD4 y CD8, lo cual a su vez puede favorecer que algunos virus que permanecen latentes como Herpes, Citomegalovirus, Epstein Barr pueden reactivarse condicionando morbilidad en estos pacientes y favoreciendo sintomatología que tiende a la cronicidad.[6,7]

Teoría de la inflamación persistente: los pacientes que presentaron cuadro moderado a severo de COVID-19 y que no recibieron un tratamiento enfocado a remitir la activación de citocinas proinflamatorias, favorece la cronicidad de esta respuesta, condicionando además una endotelitis, endoteliopatía secundarias, que confieren una inflamación crónica similar a la observable a la meta inflamación vista en la obesidad y que conlleva un gran riesgo cardiovascular agregado.[8]

Teoría de los microtrombos amiloides: más que una teoría, es la principal vía etiopatogénica que se ha propuesto hoy día como responsable del Long COVID, en ella la inmunotrombosis (conjunción de teoría inmunológica, inflamatoria y de la coagulación activada), condiciona endoteliopatía la cual a su vez por otros procesos como activación plaquetaria, desregulación del hierro, presencia de citocinas proinflamatorias condicionan estados de hipercoagulabilidad, con la subsecuente formación de microtrombos amiloides llamados fibrinaloides, conjunción con la teoría de la persistencia viral (probablemente estimulados por la amiloidogénesis producida por las partículas virales del Sars Cov2), que por sus características (mayor resistencia a la fibrinólisis así como exhibir una fuerza mecánica inusualmente alta y resistencia a la deformación que culmina con el bloqueo de microcapilares y la subsecuente hipoxemia tisular aunado a su tamaño de hasta 200nm), favorece daño isquémico en los diversos tejidos que finalmente los puede llevar a disfunción orgánica persistente. [8,9]

Diagnóstico

Además de todo el cortejo sintomático que se puede encontrar en estos pacientes y que se puede evaluar a través de diversos cuestionarios o test para identificar a los pacientes con Long COVID, dado que la teoría de los microtrombos amiloides es la más relevante hoy día, la búsqueda de estos microtrombos es de suma relevancia; para tal finalidad se ha propuesto emplear elementos como la microscopia de fluorescencia, estudios proteómicos, viscometría, cromatografía de líquidos y espectrometría de masas entre otras técnicas empleadas para el análisis de plasma pobre en plaquetas en búsqueda de péptidos amiloides (principalmente amiloide sérico A) adheridos a los trombos circulantes detectados en los pacientes.[8]

Indirectamente se podrían emplear estudios para monitoreo de presencia de partículas virales como la PCR-RT o detección de antígenos de las proteínas S, N, M y E; la presencia de inflamación (velocidad de eritrosedimentación, proteína C reactiva, IL-6, IL-1) y la monitoreo de la presencia de trombosis (dímero D, fibrinógeno, plasminógeno)

Tratamiento.

Se estudian actualmente diversas opciones de tratamiento en base a las teorías etiopatogénicas de los que sobresalen:

Triple terapia: esta terapia basa su efectividad empleando terapia dual antiplaquetaria (ácido acetil salicílico + clopidogrel), aunado a un anticoagulante oral directo (apixaban) y agrega un protector gástrico (inhibidor de bomba de protones), es de las principales terapias que parecen prometedora, el estudio inicial fue en 70 pacientes los cuales reportaron mejoría de su sintomatología en forma importante, además de la demostración de la disminución de los microtrombos circulantes.[10]

Fibrinolíticos: algunos grupos están empleando fibrinolíticos con efecto discreto como Natocinasa, Serrapeptasa y lumbrocinasa, con objeto de ejercer fibrinólisis en la microcirculación que aliviaría el daño por isquemia-reperfusión tisular.[8]

Antiinflamatorios e inmunomoduladores: se ha propuesto emplear fármacos antiinflamatorios como los inhibidores COX2, dosis bajas de esteroides, colchicina, así como en casos severos terapia biológica (rituximab), inhibidores de JAK y de la tirosina cinasa.[9]

Tratamiento antiviral (Paxlovid); dada la persistencia viral, se propone que aquellos pacientes que recibieron un antiviral especifico en la etapa aguda tienen menor posibilidad de desarrollar Long COVID, sin embargo, se han publicado algunos casos anecdóticos usando antivirales en la etapa crónica con aparente buen resultado, aunque serán necesarios estudios controlados aleatorizados. De encontrarse evidencia deberá probarse ensayos con otros antivirales como molnupiravir, remdesivir oral, etc.[11]

Aféresis: En algunos centros europeos están empleando un tipo de aféresis (precipitación de LDL extracorpórea inducida por heparina o aféresis HELP) donde la sangre pasa sobre un filtro de heparina para filtrar lípidos y proteínas no deseados, un proceso que dice reducir la viscosidad sanguínea y mejora la microcirculación en general.[12]

Finalmente existen diversas terapias adjuntas como vitamínicos, minerales, quelantes de hierro, destacando además una terapia multimodal naturopática que incluye un aspecto importante, la hipertermia pasiva, la cual se ha demostrado tiene un efecto inmunoestimulante e inmunomodulador cuando la temperatura corporal se mantiene entre los 37 y 37.5°C, esta se puede llevar a cabo a través de radiación infrarroja A de una manera controlada y sin riesgos, se ha iniciado en algunas clínicas de Alemania.[13]

El espectro del Long COVID es amplio y abarca varios conceptos fisiopatológicos que al igual que el COVID-19 agudo significan un gran reto diagnóstico y terapéutico, y a la vez favorecen que el equipo a cargo de esta compleja entidad sea multidisciplinario para un mejor pronóstico de estos pacientes. Se esperan mejores opciones de tratamiento conforme avance la investigación aplicada a esta entidad.

Referencias

1. Lopez-Leon S, Wegman-Ostrosky T, Perelman C, et al. More than 50 long-term effects of COVID-19: a systematic review and meta-analysis. *Sci Rep*. 2021;11(1):16144. Published 2021 Aug 9. doi:10.1038/s41598-021-95565-8

2. Zhang, H., Zang, C., Xu, Z. *et al.* Data-driven identification of post-acute SARS-CoV-2 infection subphenotypes. *Nat Med* (2022). https://doi.org/10.1038/s41591-022-02116-3

3. Buonsenso D, Piazza M, Boner AL, Bellanti JA. Long COVID: A proposed hypothesis-driven model of viral persistence for the pathophysiology of the syndrome. Allergy Asthma Proc. 2022;43(3):187-193. doi:10.2500/aap.2022.43.220018

4. Nyström S, Hammarström P. Amyloidogenesis of SARS-CoV-2 Spike Protein. J Am Chem Soc. 2022;144(20):8945-8950. doi:10.1021/jacs.2c03925

5. Seth P, Sarkar N. A comprehensive mini-review on amyloidogenesis of different SARS-CoV-2 proteins and its effect on amyloid formation in various host proteins. 3 Biotech. 2022;12(11):322. doi:10.1007/s13205-022-03390-1

6. Roe K. A role for T-cell exhaustion in Long COVID-19 and severe outcomes for several categories of COVID-19 patients. J Neurosci Res. 2021;99(10):2367-2376. doi:10.1002/jnr.24917

7. Gold JE, Okyay RA, Licht WE, Hurley DJ. Investigation of Long COVID Prevalence and Its Relationship to Epstein-Barr Virus Reactivation. Pathogens. 2021;10(6):763. Published 2021 Jun 17. doi:10.3390/pathogens10060763

8. Kell DB, Laubscher GJ, Pretorius E. A central role for amyloid fibrin microclots in long COVID/PASC: origins and therapeutic implications. Biochem J. 2022;479(4):537-559. doi:10.1042/BCJ20220016

9. Pretorius E, Venter C, Laubscher GJ, et al. Prevalence of symptoms, comorbidities, fibrin amyloid microclots and platelet pathology in individuals with Long COVID/Post-Acute Sequelae of COVID-19 (PASC). Cardiovasc Diabetol. 2022;21(1):148. Published 2022 Aug 6. doi:10.1186/s12933-022-01579-5

10. Pretorius E, Venter C, Laubscher GJ, et al. Combined triple treatment of fibrin amyloid microclots and platelet pathology in individuals with Long COVID/ Post-Acute Sequelae of COVID-19 (PASC) can resolve their

persistent symptoms. Research Square; 2021. DOI: 10.21203/rs.3.rs-1205453/v1.

11. Peluso MJ, Anglin K, Durstenfeld MS, et al. Effect of Oral Nirmatrelvir on Long COVID Symptoms: 4 Cases and Rationale for Systematic Studies. Pathog Immun. 2022;7(1):95-103. Published 2022 Jun 24. doi:10.20411/pai.v7i1.518

12. Davies M. Long covid patients travel abroad for expensive and experimental "blood washing". BMJ. 2022;378:o1671. Published 2022 Jul 12. doi:10.1136/bmj.o1671

13. Romeyke T. A Multimodal Approach in the Treatment of Persistent Post-COVID. *Diseases*. 2022;10(4):97. Published 2022 Nov 1. doi:10.3390/diseases10040097

Diagnóstico de COVID persistente

COVID persistente es un síndrome clínico que está integrado por más de 200 síntomas que persisten por más de 4 semanas después de un cuadro agudo de COVID-19, por lo que el diagnóstico clínico es un tanto difícil y debe reforzarse con escalas de evaluación, paraclínicos e incluso algunos kits especiales para el diagnóstico preciso.[1]

Los síntomas que tienen mayor prevalencia a nivel global son los síntomas neuropsiquiátricos, destacando entre ellos la fatiga y el denominado *Brain fog*, que podría entenderse como un estado de encefalopatía subclínica que condiciona alteraciones de la memoria, atención, cognición, cálculo, entre otros, condicionando una gran afectación en diversas esferas del paciente afectado (personal, familiar, escolar o laboral, etc.).

Recientemente se han identificado fenotipos para clasificar, por grupos, los síntomas y poder agrupar a los pacientes en un grupo de síntomas especifico a manera de síndromes. Un estudio realizado en 1796 pacientes, identifico 4 fenotipos: síndrome de fatiga crónica (predominando fatiga, cefalea y alteraciones cognitivas), síndrome respiratorio (tos y disnea principalmente), síndrome de dolor crónico (mialgias y artralgias) y síndrome neurosensorial (anosmia, disgeusia), acorde a la sintomatología predominante que además de ayudar en el diagnóstico, puede auxiliar en el proceso terapéutico al centrar la atención sobre un grupo específico de síntomas.[2]

Asimismo, se han ideado diversos scores y calculadores con objeto de auxiliar en el diagnóstico de los pacientes, los más significativos son

- **PACS score**, emplea tanto síntomas clínicos como marcadores de inflamación (IL-6, FNT, PCR) así como niveles de IgM total e IgG3.[3]

- **CoRiCal**: COVID-19 Risk Calculator: Esta calculadora está destinada a personas que desean evaluar el riesgo de COVID prolongado en caso de infección por SARS-CoV-2 sintomático. La herramienta muestra la probabilidad en función de su edad, sexo y vacunas. Puede elegir ver los resultados "como probabilidad" o "por millón de personas" haciendo clic en las pestañas.

- **PASC score** (creado sobre un análisis de 13,754 pacientes): puntaje de 12 o más apoya el diagnóstico de COVID persistente en base a síntomas clínicos. [4]

El diagnóstico clínico puede apoyarse además de todo un protocolo diagnóstico extenso que abarque estudios de neurofisiología y neuroimagen (incluyendo evaluaciones psicológica, psiquiátrica, cognitivo-conductual, etc.), así como evaluación hormonal (tiroidea, adrenocorticotrópica, cortisol), subpoblación linfocitaria y autoinmunidad, disbiosis intestinal, así como evaluaciones especiales para descartar disautonomías así como otros trastornos del aparato cardiovascular (electrocardiograma, ecocardiograma, monitoreo holter, test de la mesa inclinada), pulmonar (espirometría, DLCO, TAC pulmonar) y musculoesquelético (test de fatiga, electromiografía con velocidades de conducción, biopsia muscular).[5]

Finalmente existen kits comerciales especiales que auxilian en el proceso diagnóstico del COVID persistente, que miden principalmente citocinas y quimocinas, los principales son *CheqUp* e *IncellKline*, asimismo existen kits especiales para evaluar disbiosis como *Gastrotest*, *GI Effects* y *Healthy Gut*. [6]

Referencias

1. Davis HE, Assaf GS, McCorkell L, Wei H, Low RJ, Re'em Y, Redfield S, Austin JP, Akrami A. Characterizing long COVID in an international cohort: 7 months of symptoms and their impact. EClinicalMedicine. 2021 Aug;38:101019. doi: 10.1016/j.eclinm.2021.101019.

2. Gentilotti E, Górska A, Tami A, et-al. Clinical phenotypes and quality of life to define post-COVID-19 syndrome: a cluster analysis of the multinational, prospective ORCHESTRA cohort. EClinicalMedicine. 2023 Jul 21;62:102107. doi: 10.1016/j.eclinm.2023.102107.

3. Cervia, C., Zurbuchen, Y., Taeschler, P. *et al.* Immunoglobulin signature predicts risk of post-acute COVID-19 syndrome. *Nat Commun* **13**, 446 (2022). https://doi.org/10.1038/s41467-021-27797-1

4. Thaweethai T, Jolley SE, Karlson EW, et al. Development of a Definition of Postacute Sequelae of SARS-CoV-2 Infection. *JAMA*. 2023;329(22):1934–1946. doi:10.1001/jama.2023.8823

5. Del Carpio-Orantes L. Propuesta de abordaje diagnóstico del COVID persistente [Proposal for a diagnostic approach to long COVID]. Rev Med Inst Mex Seguro Soc. 2023 Jul 31;61(4):403-405. Spanish. doi: 10.5281/zenodo.8200038

6. Del Carpio-Orantes L. Etiopathogenic theories about long COVID.

World J Virol. 2023 Jun 25;12(3):204-208. doi: 10.5501/wjv.v12.i3.204.

Propuesta de abordaje del COVID persistente

El COVID persistente es cada vez más patente en las sociedades quienes pugnan porque la entidad sea reconocida para iniciar protocolos de abordaje clínico tanto diagnósticos como terapéuticos, afectando al 10-20% de los recuperados de COVID-19, sin embargo, aún no se cuenta con guías de práctica clínica al respecto y los esfuerzos actuales de diagnóstico en ocasiones no son integrativos y se centran en aspectos individuales de abordaje.

Siendo una entidad sindromática apenas reconocida por la Organización Mundial de la Salud en octubre de 2021, el COVID persistente se define como la persistencia de síntomas de COVID-19 tras 3 meses de haber padecido un cuadro agudo y que debe durar al menos 2 meses, que se relaciona con inmunotrombosis, persistencia viral y endotelitis, que explican gran parte de los síntomas causados por un mecanismo de isquemia-reperfusión tisular.[1]

Actualmente se mencionan diversas teorías que tratan de explicar la etiopatogenia de esta entidad destacando la teoría de persistencia viral, inmunotrombosis con formación de trombos amiloides, desregulación del sistema inmune, daño al nervio vago por neurotropismo del Sars Cov2 y disbiosis con trastorno del eje cerebro-intestino que conlleva a múltiples síntomas neuropsiquiátricos, cardiovasculares, pulmonares, digestivos y osteomusculares.[2]

Dado lo anterior el abordaje diagnóstico de los pacientes es complejo por la gran gama de síntomas que se han reportado (hasta 200 síntomas integran este síndrome afectando a 10 órganos), sin embargo consideramos que el estudio de estos enfermos que tienden a ser crónicos y degenerativos debe ser tomando en cuenta las principales manifestaciones y teorías estudiadas, basándose en un interrogatorio amplio y una exploración física dirigida, además de estudios paraclínicos básicos orientativos y otros de extensión tanto de laboratorio como de gabinete acorde a los órganos, aparatos o sistemas afectados (ver tabla 1), con objeto de identificar las principales problemáticas e iniciar tratamientos que eviten secuelas crónicas y degenerativas. Sin embargo, probablemente el estudio de estos pacientes sea de costo elevado lo cual incrementa la carga de la enfermedad vista desde el inicio de la pandemia de COVID-19, aunado a que la entidad envuelve situaciones complejas como la denominada niebla mental que va más allá de distimias, depresión o ansiedad, así como disautonomías, riesgo incrementado de enfermedades autoinmunes, disbiosis y mitocondriopatías que son sumamente complicadas de diagnosticar y requieren a menudo auxiliares de diagnóstico especiales. [3,4,5,6]

Gracias a la tecnología se han ideado kits para apoyar el diagnóstico del COVID persistente sin embargo aún no están disponibles en forma global, los principales son CheqUp (que mide 20 biomarcadores) e IncellKINE (que evalúa 14 citocinas y quimiocinas por citometría de flujo).[7,8]

En base a lo anterior consideramos un abordaje primario de estos enfermos y ulteriormente la valoración de especialidades de apoyo a manera de manejo multidisciplinario donde especialidades como la neurología, cardiología, neumología, gastroenterología y fisiatría serán primordiales para mejorar los desenlaces de estos pacientes y limitar la morbimortalidad de esta nueva entidad.

Tabla 1. Propuesta de estudios diagnósticos básicos y de extensión en COVID persistente

Condición patológica por estudiar	Clínica	Método diagnóstico básico	Estudios de extensión
Manifestaciones neuropsiquiátricas	Ansiedad/depresión Cefalea Niebla mental Demencia precoz Fatiga/debilidad/miastenia Sospecha de Mitocondriopatía	Test psicológicos Interrogatorio clínico Exploración neurológica	TAC craneal IRM craneal PET Scan cerebral Análisis LCR Electroencefalograma EMG/VCN Lactato-piruvato sérico/LCR
Persistencia viral	Leucopenia, Linfopenia Reactivación de virus (Herpes, EBV) Pruebas COVID persistentemente positivas	Antígeno COVID nasal (PCR-RT) Serología IgM-IgG para Herpes, CMV, EBV	PCR-RT para Sars Cov2 • Sérica • Urinaria • Heces
Inmunotrombosis	Datos clínicos de inflamación o trombosis • Artralgias/Artritis • Mialgias • Trombosis arterial/venosa	Dímero D Ferritina Proteína C Reactiva Trombocitosis reactiva DHL CPK Mioglobina	Búsqueda intencionada de microtrombos amiloides • Microscopía con Inmunofluorescencia • Citometría de flujo • Alfa 2 antiplasmina • Amiloide A sérica Hiperactivación plaquetaria • Agregometría plaquetaria Plaquetas gigantes ¿? Plaquetas pegajosas ¿?
Desregulación inmune	Infecciones frecuentes Aparición de novo de enfermedades autoinmunes	Leucopenia, Linfopenia Linfocitosis reactiva	Subpoblación linfocitaria • CD4/CD8 Anticuerpos diversos y específicos
Lesión nervio vago	Niebla mental Disautonomías	Electrocardiograma Holter MAPA	Ecografía del nervio vago Test mesa inclinada
Disbiosis	Niebla mental Depresión/ansiedad Intestino irritable Diarrea crónica	Coprológico Coprocultivo	Test disbiosis intestinal Calprotectina en heces Kits específicos de disbiosis • Gastrotest • GI Effects • Healthy Gut
Miscelánea	Esteatosis hepática Falla renal crónica Distiroidismos Neumopatía crónica		Función renal, hepática, tiroidea, cortisol Perfil hormonal femenino Espirometría, tele de tórax
Kits comerciales para diagnóstico de COVID persistente			• CheqUp • IncellKINE

Referencias

1. https://www.who.int/publications/i/item/WHO-2019-nCoV-Post_COVID-19_condition-Clinical_case_definition-2021.1

2. Del Carpio-Orantes L, Aguilar-Silva A. (2023). [Commentary] Long COVID, linking etiopathogenic theories. Qeios. doi:10.32388/A7TYBN.

3. Davis HE, Assaf GS, McCorkell L, Wei H, Low RJ, Re'em Y, Redfield S, Austin JP, Akrami A. Characterizing long COVID in an international cohort: 7 months of symptoms and their impact. EClinicalMedicine. 2021 Aug;38:101019. doi: 10.1016/j.eclinm.2021.101019.

4. Nunn AVW, Guy GW, Brysch W, Bell JD. Understanding Long COVID; Mitochondrial Health and Adaptation-Old Pathways, New Problems. Biomedicines. 2022 Dec 2;10(12):3113. doi: 10.3390/biomedicines10123113.

5. Giannos P, Prokopidis K. Gut dysbiosis and long COVID-19: Feeling gutted. J Med Virol. 2022 Jul;94(7):2917-2918. doi: 10.1002/jmv.27684.

6. Chang R, Yen-Ting Chen T, Wang SI, Hung YM, Chen HY, Wei CJ. Risk of autoimmune diseases in patients with COVID-19: A retrospective cohort study. EClinicalMedicine. 2023 Feb;56:101783. doi: 10.1016/j.eclinm.2022.101783.

7. https://chequp.com/products/am-i-suffering-the-after-effects-of-covid

8. Patterson BK, Guevara-Coto J, Yogendra R, Francisco EB, Long E, Pise A, Rodrigues H, Parikh P, Mora J, Mora-Rodríguez RA. Immune-Based Prediction of COVID-19 Severity and Chronicity Decoded Using Machine Learning. Front Immunol. 2021 Jun 28;12:700782. doi: 10.3389/fimmu.2021.700782.

Opciones de tratamiento farmacológico y no farmacológico en Long COVID

Long COVID es un estado inflamatorio crónico (mayor de 12 semanas) tras un episodio de COVID-19, que condiciona más de 200 síntomas clínicos afectando a por lo menos 10 órganos del cuerpo humano, destacando los síntomas neuropsiquiátricos como los de mayor prevalencia a nivel mundial, destacando además una gran disabilidad asociada a las secuelas inflamatorias crónicas que se considera afecta a más de 65 millones de personas en el globo.

Existen algunas teorías etiopatogénicas (persistencia viral, inmunotrombosis, disbiosis, lesión al nervio vago con disautonomía secundaria, etc.) en base a las cuales se han realizado propuestas de tratamiento farmacológico y no farmacológico, destacando los tratamiento antiinflamatorios e inmunomoduladores, ya que la base fisiopatológica es una inflamación crónica prevaleciente que condiciona neuroinflamación así como favorece el inflamosoma general, lo que conlleva a disfunción orgánica y riesgo de secuelas que incrementan la morbimortalidad y la carga de la enfermedad.

Actualmente hay registrados 129 estudios clínicos en clinicaltrials.gov para Long COVID que incluyen estudios desde yoga, herbolaria, fármacos, terapias especiales, sin embargo, son pocos los que destacan por su potencial alentador como opciones verídicas de tratamiento, que puedan ofrecer un aliciente en la lucha contra las secuelas propias del Long COVID.

No existe un tratamiento aceptado para esta entidad, y algunos estudios han fallado en demostrar utilidad, sin embargo, la investigación terapéutica continua, esperando encontrar una esperanza para los pacientes afectados de este nuevo síndrome crónico degenerativo.

Los principales tratamientos actuales se resumen en la siguiente tabla

Tratamiento farmacológico	Base etiopatogénica	Estudio
Paxlovid	Persistencia viral Reservorios virales	Pax LC trial, Yale University NCT05668091
Triple therapy	Microtrombos amiloides	Stellenbosch University
Temelimab	Inflamación crónica Remielinizador	GNC-501 study, GeNeuro, NCT05497089
Baricitinib	Inflamación crónica Inmunosupresor selectivo. Inhibidor de JAK1 y JAK2	REVERSE-Long COVID-19, NCT05858515
Polymerized type I collagen	Inmunomodulador Agonist of LAIR-1 and down-regulates STAT-1 phosphorylation	Fibroquel en Long COVID INCMNSZ, México NCT04517162
Naltrexone	Antagonista no selectivo de opioides	University of British Columbia NCT05430152
Tratamiento no farmacológico		
Fotobiomodulación	Inmunomodulador Inmunoestimulador	NovoTHOR (THOR photomedicine, London, UK)
Estimulación del nervio vago	Lesión al nervio vago; modulate the vagus nerve	Parasym, Université Libre de Bruxelles in Belgium NCT05608629
Apheresis	Heparin induced extracorporeal LDL precipitation or HELP apheresis INUSpheresis (filtration-based (TKM58) therapeutic apheresis approach)	University Clinic in Dresden in Germany

Long COVID y vacunación anti COVID en México.

El Long COVID se define como la persistencia de síntomas COVID-19 después de 4 semanas del cuadro inicial, actualmente existen diversas teorías que intentan explicar su etiopatogenia, aunque esta no es del todo clara y la hipótesis principal es una inflamación crónica prevaleciente que no fue tratada en la etapa aguda; algunos grupos o colectivos anti vacunas han mencionado asociaciones de riesgo entre la vacunación anti COVID y el desarrollo del Long COVID, sin embargo la evidencia actual basada en meta análisis y revisiones sistemáticas mencionan que estar vacunado es una forma de prevenir el desarrollo del Long COVID.[1]

Una revisión sistemática de la evidencia ante esta probabilidad de asociación de riesgo entre la vacunación y el desarrollo de Long COVID, realizada con 614,392 pacientes, concluye que las vacunas contra la covid-19 podrían tener efectos protectores y terapéuticos en la COVID prolongada. [2]

Un estudio analizo dos cohortes utilizando definiciones distintas de COVID prolongado: un diagnóstico clínico (n = 47,404) o un fenotipo computacional descrito previamente (n = 198,514), y se encontraron asociaciones protectoras de la vacunación con un diagnóstico prolongado de COVID en modelos logísticos y de tiempo hasta el evento, y en resultados tanto clínicos como basados en modelos.[3]

Otra revisión sistemática más extensa incluyó seis estudios (n = 17,256,654 personas) investigaron el impacto de las vacunas antes de la infección aguda por SARS-CoV-2 (diseño vacuna-infección-COVID prolongado). En general, la vacunación se asoció con una reducción de los riesgos o probabilidades de padecer COVID prolongado, y la evidencia preliminar sugiere que dos dosis son más efectivas que una dosis.[4]

Dado lo anterior investigamos una pequeña cohorte de pacientes con Long COVID en México, en donde el 90% estaban vacunados, si existía alguna asociación de riesgo de padecer la entidad en los vacunados.

Incluimos los datos de 203 sujetos, encontramos que 138 (68.0%) de los sujetos que contestaron son mujeres y 65 (32.0%) son hombres, con una media de edad de 41.8 (±11.3) años. Con respecto a las características del COVID-19, 66.0% de los sujetos tuvieron dos o más episodios de infección por SARS-CoV-2 confirmada por laboratorio. 29.6% tuvieron enfermedad grave y 70.4% enfermedad leve a moderada. Con relación a vacunación, 89.7% habían sido vacunados para COVID-19, 6.9% habían recibido una dosis, 31.5% recibieron dos dosis y 51.2% recibieron tres o más dosis.

Análisis estratificado por género

La edad de las mujeres fue significativamente menor en comparación con la de los hombres [40.1 (±10.9) VS 45.3 (±11.4) años; p = 0.002]. Las mujeres tuvieron con menor frecuencia diabetes (10.1% VS 21.5%; p = 0.048), sobrepeso u obesidad (39.1% VS 56.9%; p = 0.023) e hipertensión arterial sistémica (12.3% VS 24.6%; p = 0.040). No encontramos diferencias entre las demás variables de este rubro.

Con respecto a las características del COVID-19, no encontramos diferencias entre ambos grupos para la frecuencia con la que habían padecido COVID-19, gravedad de estos episodios, ni en cuanto a los antecedentes de vacunación.

Análisis de asociación de variables

Realizamos un análisis bivariado para la estimación de Odds Ratio, encontramos que para la persistencia de síntomas de cualquier índole no hubo variables que tuvieran asociaciones de protección o de riesgo relacionadas a la vacunación. Tabla 2

En conclusión en esta pequeña cohorte de pacientes mexicanos la vacunación no tiene impacto negativo ni favorece la aparición de síntomas persistentes de COVID-19; en una reciente publicación se menciona que, el tener 3 dosis de vacuna, esto protege hasta en 69% de desarrollar Long COVID, por lo que se recomienda tener el esquema completo de vacunación para limitar las secuelas de COVID-19 y el denominado Long COVID que está condicionando mayores secuelas y mala calidad de vida de los afectados.[5]

Referencias

1. Del Carpio-Orantes L. Etiopathogenic theories about long COVID. World J Virol. 2023 Jun 25;12(3):204-208. doi: 10.5501/wjv.v12.i3.204.

2. Byambasuren O, Stehlik P, Clark J, Alcorn K, Glasziou P. Effect of covid-19 vaccination on long covid: systematic review. BMJ Med. 2023 Feb 1;2(1):e000385. doi: 10.1136/bmjmed-2022-000385.

3. Brannock MD, Chew RF, Preiss AJ, Hadley EC, Redfield S, McMurry JA, Leese PJ, Girvin AT, Crosskey M, Zhou AG, Moffitt RA, Funk MJ, Pfaff ER, Haendel MA, Chute CG; N3C; RECOVER Consortia. Long COVID risk and pre-COVID vaccination in an EHR-based cohort study from the RECOVER program. Nat Commun. 2023 May 22;14(1):2914. doi: 10.1038/s41467-023-38388-7.

4. Notarte KI, Catahay JA, Velasco JV, Pastrana A, Ver AT, Pangilinan FC, Peligro PJ, Casimiro M, Guerrero JJ, Gellaco MML, Lippi G, Henry BM, Fernández-de-Las-Peñas C. Impact of COVID-19 vaccination on the risk of developing long-COVID and on existing long-COVID symptoms: A systematic review. EClinicalMedicine. 2022 Aug 27;53:101624. doi: 10.1016/j.eclinm.2022.101624.

5. Marra, A. R., Kobayashi, T., Suzuki, H., Alsuhaibani, M., Hasegawa, S., Tholany, J., Perencevich, E., Maezato, A. M., Ricardo, V. C. V., Salinas,

J. L., Edmond, M. B., & Rizzo, L. V. (2022). The effectiveness of coronavirus disease 2019 (COVID-19) vaccine in the prevention of post-COVID-19 conditions: A systematic literature review and meta-analysis. *Antimicrobial stewardship & healthcare epidemiology : ASHE*, *2*(1), e192. https://doi.org/10.1017/ash.2022.336

Tabla 1. Análisis estratificado por género

Variable	Mujer n = 138	Hombre n = 65	p
Demográficas			
Edad	40.1 (10.9)	45.3 (11.4)	0.002
Enfermedades previas al COVID-19			
Diabetes	14 (10.1)	14 (21.5)	0.048
Sobrepeso u obesidad	54 (39.1)	37 (56.9)	0.023
Hipertensión arterial sistémica	17 (12.3)	16 (24.6)	0.040
Problemas cardiacos	1 (0.7)	2 (3.1)	0.195
Problemas renales	5 (3.6)	1 (1.5)	0.413
Problemas gastrointestinales o del hígado	7 (5.1)	3 (4.6)	0.888
Asma o bronquitis crónica	8 (5.8)	1 (1.5)	0.169
Problemas neurológicos o psiquiátricos	7 (5.1)	3 (4.6)	0.888
Enfermedades autoinmunes	8 (5.8)	2 (3.1)	0.403
Tumores o cáncer	3 (2.2)	1 (1.5)	0.761
Infecciones crónicas	2 (1.4)	1 (1.5)	0.961
Hipotiroidismo o hipertiroidismo	9 (6.5)	3 (4.6)	0.591
Ninguna, sano antes de COVID-19	60 (43.5)	17 (26.2)	0.020
Cuántas veces ha padecido COVID-19 confirmado por laboratorio	95 (68.8)	39 (60.0)	0.266
Gravedad de los episodios de COVID-19			
Leve a moderado	100 (72.5)	43 (66.2)	0.410
Graves	38 (27.5)	22 (33.8)	0.410
Vacunación para COVID-19			
Sí la habían recibido	122 (88.4)	60 (92.3)	0.467

Tabla 2. Análisis de asociación de síntomas persistentes en relación a vacunación (OR)

Persistencia de síntomas neurológicos			
Variable	OR	IC	p
Si estaba vacunado	3.768	0.684 – 20.766	0.128
No estaba vacunado	0.265	0.048 – 1.462	0.128
Persistencia de síntomas cardiacos			
No estaba vacunado	4.698	0.610 – 36.197	0.138
Si estaba vacunado	0.213	0.028 – 1.640	0.138
Persistencia de síntomas pulmonares			
No estaba vacunado	0.606	0.237 – 1.550	0.296
Si estaba vacunado	1.649	0.645 – 1.640	0.138
Persistencia de síntomas gastrointestinales			
No estaba vacunado	2.255	0.57 – 11.443	0.220
Si estaba vacunado	0.391	0.087 – 1.753	0.220
Persistencia de síntomas osteomusculares			
No estaba vacunado	1.357	0.296 – 6.212	0.694
Si estaba vacunado	0.737	0.161 – 3.373	0.694

Caracterización clínico-epidemiológica de los pacientes con COVID persistente en México

Introducción

El COVID persistente, se define como la persistencia de síntomas de COVID-19 tras 4 semanas después de haber cursado un cuadro agudo, según la definición más reciente de los CDC. Se estima 65 millones de personas afectadas por esta entidad, aunque otras cifras hablan de 200 millones de afectados.[1,2]

Según estadísticas mundiales, se estima que 1 de cada 10 enfermos de COVID-19 desarrollará la forma crónica denominada COVID persistente, y la prevalencia es variable desde 7.5 a 14% según las diversas series europeas y norteamericanas. Desafortunadamente en Latinoamérica no hay estadísticas confiables, pero si algunos esfuerzos de investigación que han intentado caracterizar a las poblaciones afectadas.[3]

En México, la ENSANUT 2022 con el estudio de más de 24,400 participantes, demostró que 1 de cada 20 mexicanos padece de síntomas persistentes y 14% de la población presenta síntomas incapacitantes. El Instituto Nacional de Ciencias Médicas y Nutrición "Salvador Zubirán" ha comenzado a indagar cuestiones de senescencia celular propias del COVID persistente, así como una opción terapéutica denominada Fibroquel (colágeno polimerizado tipo I) para el tratamiento del COVID persistente y ha publicado una de las primeras poblaciones de estudio en México. [4,5,6]

Las principales manifestaciones de la entidad recaen sobre la esfera neuropsiquiátrica desde cuadros de ansiedad, depresión, síndrome confusional, encefalopatía y otras entidades. Las manifestaciones reportadas además de las comentadas son cardiovasculares con cuadros de disautonomías, taquicardias paroxísticas posturales, hipertensión-hipotensión reactivas, arritmias y miocarditis; de igual forma existen manifestaciones pulmonares (principalmente tos, disnea y dolor torácico), gastrointestinales (desde gastro colitis hasta disbiosis) y osteomusculares diversas. [7]

Respecto de la etiopatogenia, existen diversas teorías que buscan explicar la fisiopatología de esta entidad crónica, destacando las teorías de persistencia y reservorios virales, formación de microtrombos amiloides, disbiosis, disautonomía, entre otras, algunas de estas teorías tienden a ser complementarias, por lo que ha surgido una de las primeras propuestas de abordaje basado en ellas. Sin embargo, las opciones de diagnóstico y tratamiento son escasas en nuestro país, por lo que el conocimiento de la enfermedad en nuestra población es de vital importancia para el planeamiento de programas enfocados a esta entidad. [8,9]

Métodos

Se incluyen pacientes mayores de 18 años que consintieron responder una encuesta en línea y que cumplían los criterios de COVID persistente (persistencia de síntomas de COVID-19 4 semanas posteriores al cuadro agudo); la encuesta incluye datos demográficos, comorbilidades conocidas, cuantas veces han enfermado de COVID-19 y severidad de dichos cuadros, estatus de vacunación y síntomas persistentes agrupados por sistemas o aparatos. Para el análisis de datos se emplea estadística descriptiva, análisis estratificado por género y análisis de asociación de variables.

Resultados

Estadística descriptiva

Incluimos los datos de 203 sujetos, encontramos que 138 (68.0%) de los sujetos que contestaron son mujeres y 65 (32.0%) son hombres, con una media de edad de 41.8 (±11.3) años.

Con respecto a las características del COVID-19, 66.0% de los sujetos tuvieron dos o más episodios de infección por SARS-CoV-2 confirmada por laboratorio. 29.6% tuvieron enfermedad grave y 70.4% enfermedad leve a moderada. Con relación a vacunación, 89.7% habían sido vacunados para COVID-19, 6.9%

habían recibido una dosis, 31.5% recibieron dos dosis y 51.2% recibieron tres

o más dosis.

En cuanto a la persistencia de síntomas neurológicos y/o psiquiátricos, 97.0%

de los pacientes reportaron la persistencia de algún síntoma de esta categoría,

entre los más frecuentes encontramos la fatiga o debilidad (75.9%), ansiedad o

nerviosismo (65.5%), problemas de la memoria (65.3), cefalea (56.7%), falta de

concentración (55.7%), depresión o tristeza (55.2%), mareo o vértigo (37.4%),

parestesias (35.5%), anosmia (19.7%), disgeusia (8.4%), alucinaciones o delirio

(4.4%), convulsiones (2.0), perdida de movilidad de una o más extremidades

(2.0) e infarto cerebral (0.5%).

Por otra parte, 82.8% reportaron persistencia de síntomas cardiovasculares,

56.2% tenían palpitaciones, 43.3% taquicardia, 27.1% dolor de pecho, 18.7%

hipertensión, 14.8% hipotensión, 11.8% edema, 9.9% arritmias, 5.9% síncope

o desmayos, 4.9% miocarditis y un sujeto (0.5%) reportó haber sufrido infarto

cardíaco posterior a un episodio de COVID-19.

Con relación a la persistencia de síntomas pulmonares, 71.4% reportaron

persistencia de estos, el más frecuente fue la tos persistente (37.9%), seguida

por la expectoración persistente (31.5%), disnea (30.0%), dolor torácico

(20.7%), sibilancias (9.9%), baja oxigenación o uso de oxígeno medicinal (3.4%) y hemoptisis (2.0%).

Respecto a la persistencia de síntomas gastrointestinales, estos fueron reportados por 79.8% de los encuestados, el dolor abdominal fue el síntoma más frecuente (42.9%), seguido por la diarrea (39.4%), distensión abdominal (31.5%), reflujo (25.6%), gastritis (25.1%), problemas del hígado o vesícula biliar (23.2%), estreñimiento (16.7%), disfagia (7.4%), problemas de páncreas (2.5%) y hemorragia por boca o recto (1.5%).

En cuanto a los síntomas musculo esqueléticos, encontramos que 49.8% de los sujetos reportaron la persistencia de algún síntoma de este grupo, el más frecuente fue artralgias 72.4%, seguido por mialgias 46.8%, inflamación articular 33.5%, pérdida de fuerza muscular 30.5% y sarcopenia 25.6% de los sujetos.

En la categoría de otros síntomas, 49.8% reportaron la persistencia de estos, el más frecuente fue alopecia 49.8%, seguido por problemas de la piel 28.1%, problemas menstruales 20.2%, problemas sexuales 10.8%, lupus u otras autoinmunes 9.9%, tiropatías 8.4%, trombosis 5.4%, prueba COVID-19 persistentemente positiva 5.4%, insuficiencia renal crónica 3.9% y tumores o cáncer en 3.0%.

Análisis estratificado por género

La edad de las mujeres fue significativamente menor en comparación con la de los hombres [40.1 (±10.9) VS 45.3 (±11.4) años; p = 0.002].

Las mujeres tuvieron con menor frecuencia diabetes (10.1% VS 21.5%; p = 0.048), sobrepeso u obesidad (39.1% VS 56.9%; p = 0.023) e hipertensión arterial sistémica (12.3% VS 24.6%; p = 0.040). No encontramos diferencias entre las demás variables de este rubro.

Con respecto a las características del COVID-19, no encontramos diferencias entre ambos grupos para la frecuencia con la que habían padecido COVID-19, gravedad de estos episodios, ni en cuanto a los antecedentes de vacunación.

En cuanto a la persistencia de síntomas neuropsiquiátricos, la frecuencia de estos fue semejante entre ambos grupos (97.1% VS 96.6%; p = 1.000). Sin embargo, hubo una tendencia a mayor persistencia de mareo o vértigo entre las mujeres en comparación con los hombres (42.0% VS 27.7%; p = 0.062).

Con relación a la persistencia de síntomas cardiovasculares, estos fueron significativamente más frecuentes entre las mujeres en comparación con los hombres (87.0% VS 73.8%; p = 0.028); entre estos, las palpitaciones (61.6% VS 44.6%; p = 0.033), edema (15.4% VS 4.6%; p = 0.029) y la taquicardia (47.8% VS 33.8%; p = 0.069), fueron significativamente más frecuentes entre las mujeres. No hubo diferencias entre las demás variables cardiovasculares analizadas.

En este análisis, no encontramos diferencias en cuanto a la persistencia de síntomas pulmonares entre mujeres y hombres (73.9% VS 66.3%; p = 0.318). En el análisis de las variables, tampoco encontramos diferencias significativas entre ambos grupos.

La persistencia de síntomas gastrointestinales fue significativamente mayor entre las mujeres en comparación con los hombres (84.8% VS 69.2%; p = 0.014). Sin embargo, en el análisis de estas variables, sólo encontramos que el dolor abdominal tuvo tendencia a ser más frecuente entre las mujeres (47.1% VS 33.8%; p = 0.094).

No encontramos diferencias entre mujeres y hombres para la persistencia de síntomas musculo esqueléticos (90.6% VS 81.5%; p = 0.107), entre estas variables, la persistencia de artralgias mostró tendencia a ser mayor entre las mujeres (76.1% VS 64.6%; p = 0.095).

Otros síntomas reportados post COVID-19 fueron significativamente más frecuentes entre las mujeres en comparación con los hombres (92.0% VS 58.5%; p = 0.001), entre estos, los síntomas más frecuentes entre las mujeres fueron, los problemas de la piel (34.1% VS 15.4%; p = 0.007) y la alopecia

(56.5% VS 35.4%; p = 0.007), además de que la presencia de tumores o cáncer tuvo tendencia a esta mayor frecuencia entre las mujeres (4.3% VS 0.0%; p = 0.088).

Análisis de asociación de variables

Realizamos un análisis bivariado para la estimación de Odds Ratio, encontramos que para la persistencia de síntomas neurológicos no hubo variables que tuvieran asociaciones de protección o de riesgo.

En cuanto a la persistencia de síntomas cardiovasculares, encontramos asociaciones de riesgo en las siguientes variables: género masculino [OR 2.255 (1.082 – 4.703); p = 0.030], haber padecido COVID-19 dos o más veces [OR 3.332 (1.589 – 6.986); p = 0.001], haber padecido COVID-19 grave [OR 2.991 (1.103 – 8.114); p = 0.031], la persistencia de síntomas pulmonares [OR 14.915 (6.187 – 35.960); p = 0.001], persistencia de síntomas gastrointestinales [OR 4.096 (1.860 – 9.019); p = 0.001], persistencia de síntomas musculo esqueléticos [OR 6.221 (2.533 – 15.279); p = 0.001] y la persistencia de otro síntomas [OR 4.728 (2.122 – 10.534); p = 0.001].

Con respecto al riesgo para la persistencia de síntomas respiratorios, encontramos que las variables que tuvieron esta asociación fueron, el antecedente de diabetes [OR 6.017 (1.380 – 26.238); p = 0.017], hipertensión

[OR 3.318 (1.111 – 9.906); p = 0.032], haber padecido COVID-19 dos o más veces [OR 2.500 (1.336 – 4.679); p = 0.004], haber padecido COVID-19 grave [OR 4.108 (1.740 – 9.695); p = 0.001], persistencia de síntomas cardiovasculares [OR 14.915 (6.187 – 35.960); p = 0.001], persistencia de síntomas gastrointestinales [OR 3.547 (1.737 – 11.248); p = 0.001], persistencia de síntomas musculo esqueléticos [OR 4.709 (1.972 – 11.248); p = 0.001] y la persistencia de otros síntomas [OR 3.231 (1.556 – 6.706); p = 0.002].

Para la persistencia de síntomas gastrointestinales, encontramos asociaciones de riesgo para las siguientes variables: género masculino [OR 2.519 (1.248 – 5.081); p = 0.010], haber padecido COVID-19 dos o más veces [OR 2.110 (1.052 – 4.232); p = 0.035], la persistencia de síntomas cardiovasculares [OR 4.096 (1.860 – 9.019); p = 0.001], persistencia de síntomas musculo esqueléticos [OR 10.880 (4.338 – 27.290); p = 0.001] y la persistencia de otros síntomas [OR 6.500 (2.985 – 14.156); p = 0.001].

En cuanto a las variables con riesgo para la persistencia de síntomas musculo esqueléticos, encontramos el antecedente de haber padecido COVID-19 dos o más veces [OR 4.040 (1.682 – 9.703); p = 0.002], la persistencia de síntomas cardiovasculares [OR 6.221 (2.533 – 15.279); p = 0.001], persistencia de síntomas respiratorios [OR 4.709 (1.972 – 11.248); p = 0.001], persistencia de síntomas gastrointestinales [OR 10.880 (4.338 – 27.290); p = 0.001] y la persistencia de otros síntomas [OR 6.630 (2.719 – 16.166); p = 0.001].

Finalmente, las variables con riesgo para la persistencia de otros síntomas fueron el género femenino [OR 8.203 (3.726 – 18.061); p = 0.001], la persistencia de síntomas cardiovasculares [OR 4.728 (2.122 – 10.534); p = 0.001], persistencia de síntomas respiratorios [OR 3.231 (1.556 – 6.706); p = 0.001], persistencia de síntomas gastrointestinales [OR 6.500 (2.985 – 14.156); p = 0.001] y la persistencia de síntomas musculo esqueléticos [OR 6.630 (2.719 – 16.166); p = 0.001].

Discusión

En este estudio los resultados concuerdan con lo reportado en la bibliografía internacional y nacional, donde las manifestaciones neuropsiquiátricas dominan el cuadro clínico principalmente la fatiga persistente e incapacitante. Destaca además que en esta población el género femenino parece ser el más afectado por síntomas persistentes de diversa índole, sin embargo, en el análisis de asociación de variables el género masculino se ve más afectado en cuanto a síntomas cardiovasculares y gastrointestinales persistentes, algo no reportado en otras poblaciones estudiadas. [7,10]

Los principales factores de riesgo de esta población recaen en la triada de diabetes mellitus, hipertensión arterial sistémica y obesidad, enfermedades de elevada prevalencia en nuestra población y que son favorecedores tanto del COVID-19 como del COVID persistente. Dichas entidades de igual forma han sido reportadas como las principales en otros estudios nacionales.[11]

En nuestro análisis no encontramos ninguna asociación de riesgo con el antecedente de vacunación, algo destacable ya que se ha mencionado subjetivamente que la persistencia de síntomas COVID se ha asociado a la vacunación. Una revisión sistemática que incluye más de 614,300 pacientes concluye que las vacunas pueden tener efecto protector en desarrollar síntomas persistentes. Otro estudio en 47,404 pacientes concluye que la vacunación se asoció a bajos índices de COVID persistente. [12,13]

En esta población, el haber padecido COVID-19 grave y haberlo padecido dos o más veces son factores de riesgo para desarrollar COVID persistente, algo que va en contra a lo reportado en otras latitudes; en un estudio del Reino Unido hay más riesgo de COVID persistente durante el primer cuadro que durante las reinfecciones.[14]

Finalmente, en nuestra población de estudio se identificaron otras situaciones destacables como la incidencia de enfermedades autoinmunes o el desarrollar tumores o cáncer, que afectan más al género femenino, situaciones reportadas en otros estudios internacionales y en líneas de investigación actuales. [15,16]

Conclusión.

Es importante caracterizar a cada población afectada de COVID persistente ya que pueden tener particularidades que difieren de las reportadas en otras áreas geográficas obligando a ajustar protocolos diagnósticos y de tratamiento acorde a las características de cada población.

Referencias

1. Department of Health and Human Services, Office of the Assistant Secretary for Health. 2022. National Research Action Plan on Long COVID, 200 Independence Ave SW, Washington, DC 20201 [DOI: 10.1037/e304752003-001]

2. The Lancet. Long COVID: 3 years in. Editorial. 2023 Mar 11;401(10379):795. doi: 10.1016/S0140-6736(23)00493-2.

3. Davis HE, McCorkell L, Vogel JM, Topol EJ. Long COVID: major findings, mechanisms and recommendations. Nat Rev Microbiol. 2023 Mar;21(3):133-146. doi: 10.1038/s41579-022-00846-2.

4. Bello-Chavolla OY, Fermin-Martinez CA, Fernandez-Chirino L, et-al. Nationally representative prevalence and determinants of post-acute sequelae of SARS-CoV-2 infection (Long COVID) amongst Mexican adults in 2022. doi: https://doi.org/10.1101/2023.07.10.23292475

5. Torres-Ruiz J, Lomelín-Gascón J, Lira Luna J, et-al.. Novel clinical and immunological features associated with persistent post-acute sequelae of COVID-19 after six months of follow-up: a pilot study. Infect Dis (Lond). 2023 Apr;55(4):243-254. doi: 10.1080/23744235.2022.2158217.

6. Olivares-Martínez E, Hernadez-Ramirez DF, Nuñez-Alvarez CA, et-al. Polymerized type I collagen down-regulates STAT-1 phosphorylation through engagement to LAIR-1 in M1-macrophages avoiding long COVID. doi: https://doi.org/10.1101/2023.07.01.23292108

7. Román-Montes CM, Flores-Soto Y, Guaracha-Basañez GA, et-al. Post-COVID-19 syndrome and quality of life impairment in severe COVID-19 Mexican patients. Front Public Health. 2023 May 15;11:1155951. doi: 10.3389/fpubh.2023.1155951.

8. Del Carpio-Orantes L. Etiopathogenic theories about long COVID. World J Virol. 2023 Jun 25;12(3):204-208. doi: 10.5501/wjv.v12.i3.204.

9. Del Carpio-Orantes L. Proposal for a diagnostic approach to long COVID. Rev Med Inst Mex Seguro Soc. 2023 Jul 31;61(4):403-405. Spanish. doi: 10.5281/zenodo.8200038.

10. Poole-Wright K, Guennouni I, Sterry O, Evans RA, Gaughran F, Chalder T. Fatigue outcomes following COVID-19: a systematic review and meta-analysis. BMJ Open. 2023 Apr 26;13(4):e063969. doi: 10.1136/bmjopen-2022-063969.

11. Núñez I, Gillard J, Fragoso-Saavedra S, et-al. Longitudinal clinical phenotyping of post COVID condition in Mexican adults recovering from severe COVID-19: a prospective cohort study. Front. Med. 2023. 10:1236702. doi: 10.3389/fmed.2023.1236702

12. Byambasuren O, Stehlik P, Clark J, Alcorn K, Glasziou P. Effect of covid-19 vaccination on long covid: systematic review. BMJ Med. 2023 Feb 1;2(1):e000385. doi: 10.1136/bmjmed-2022-000385.

13. Brannock MD, Chew RF, Preiss AJ, et-al. Long COVID risk and pre-COVID vaccination in an EHR-based cohort study from the

RECOVER program. Nat Commun. 2023 May 22;14(1):2914. doi: 10.1038/s41467-023-38388-7.

14. Daniel Prieto-Alhambra, Kristin Kostka, Elena Roel et-al. The burden of long COVID: a multinational cohort analysis of Spanish and UK data including SARS-CoV-2 infections, reinfections, and matched contemporaneous test negative controls, 15 March 2023, Research Square [https://doi.org/10.21203/rs.3.rs-2642600/v1]

15. Peng K, Li X, Yang D, et-al. Risk of autoimmune diseases following COVID-19 and the potential protective effect from vaccination: a population-based cohort study. EClinicalMedicine. 2023 Aug 16;63:102154. doi: 10.1016/j.eclinm.2023.102154.

16. Saini G, Aneja R. Cancer as a prospective sequela of long COVID-19. Bioessays. 2021 Jun;43(6):e2000331. doi: 10.1002/bies.202000331. Epub 2021 Apr 29.

Tabla 1. Análisis demográfico descriptivo

Variable	Resultado
Variables demográficas	
Mujeres, n (%)	138 (68.0)
Hombres	65 (32.0)
Edad, años (DE)	41.8 (±11.3)
Enfermedades previas al COVID-19	
Diabetes	28 (13.8)
Sobrepeso u obesidad	91 (44.8)
Hipertensión arterial sistémica	33 (16.3)
Problemas cardiacos	3 (1.5)
Problemas renales	6 (3.0)
Problemas gastrointestinales o del hígado	10 (4.9)
Asma o bronquitis crónica	9 (4.4)
Problemas neurológicos o psiquiátricos	10 (4.9)
Enfermedades autoinmunes	10 (4.9)
Tumores o cáncer	4 (2.0)
Infecciones crónicas	3 (1.5)
Hipotiroidismo o hipertiroidismo	12 (5.9)
Ninguna, sano antes de COVID-19	77 (37.9)
Cuántas veces ha padecido COVID-19 confirmado por laboratorio	
Una vez	69(34.0)
Dos o más veces	134 (66.0)
Gravedad de los episodios de COVID-19	
Leve a moderado	143 (70.4)
Graves	60 (29.6)
Vacunación para COVID-19	
Sí la habían recibido	182 (89.7)
Dosis recibidas	
Una dosis	14 (6.9)
Dos dosis	64 (31.5)
Tres o más dosis	104 (51.2)
Síntomas neurológicos o psiquiátricos post COVID-19	
Cefalea	115 (56.7)
Depresión o tristeza	112 (55.2)
Ansiedad o nerviosismo	133 (65.5)
Falta de concentración	113 (55.7)
Fatiga o debilidad	154 (75.9)
Problemas de la memoria	133 (65.3)
Perdida persistente del olfato	40 (19.7)
Perdida persistente del gusto	17 (8.4)
Sensación de adormecimiento en las extremidades	72 (35.5)
Mareo o vértigo	76 (37.4)

Convulsiones	4 (2.0)
Perdida de movilidad de una o más extremidades	4 (2.0)
Alucinaciones o delirio	9 (4.4)
Infarto cerebral	1 (0.5)
Persistencia de síntomas neurológicos o psiquiátricos	197 (97.0)
Síntomas cardiovasculares post COVID-19	
Dolor de pecho	55 (27.1)
Palpitaciones	114 (56.2)
Taquicardia	88 (43.3)
Presión arterial baja	30 (14.8)
Presión arterial alta	38 (18.7)
Síncope o desmayos	12 (5.9)
Hinchazón o retención de líquidos	24 (11.8)
Infarto cardíaco	1 (0.5)
Arritmias	21 (9.9)
Inflamación cardíaca (miocarditis)	10 (4.9)
Persistencia de síntomas cardiovasculares	168 (82.8)
Síntomas pulmonares post COVID-19	
Tos persistente	77 (37.9)
Dificultad para respirar	61 (30.0)
Dolor torácico al inspirar profundamente	42 (20.7)
Baja oxigenación o uso de oxígeno medicinal	7 (3.4)
Flemas o expectoración	64 (31.5)
Flema sanguinolenta	4 (2.0)
Trombosis o embolismo pulmonar	0 (0.0)
Sibilancias o silbido en el pecho	20 (9.9)
Persistencia de síntomas pulmonares	145 (71.4)
Síntomas gastrointestinales post COVID-19	
Problemas para tragar o deglutir	15 (7.4)
Gastritis	51 (25.1)
Reflujo	52 (25.6)
Distensión abdominal	64 (31.5)
Diarrea	80 (39.4)
Estreñimiento	34 (16.7)
Dolor abdominal	87 (42.9)
Problemas del hígado o vesícula biliar	47 (23.2)
Problemas de páncreas	5 (2.5)
Hemorragia por boca o recto	3 (1.5)
Persistencia de síntomas gastrointestinales	164 (79.8)
Síntomas musculoesqueléticos post COVID-19	
Dolor óseo o articular	147 (72.4)
Dolor muscular	95 (46.8)
Inflamación articular	68 (33.5)
Pérdida de fuerza muscular	62 (30.5)
Adelgazamiento muscular	52 (25.6)

Persistencia de síntomas musculoesqueléticos	178 (87.7)
Otros síntomas reportados post COVID-19	
Problemas de tiroides	17 (8.4)
Problemas sexuales	22 (10.8)
Problemas hormonales o menstruales	41 (20.2)
Tumores o cáncer	6 (3.0)
Infecciones frecuentes	40 (19.7)
Lupus u otras enfermedades autoinmunes	20 (9.9)
Insuficiencia renal crónica	8 (3.9)
Problemas de la piel	57 (28.1)
Alopecia o caída de cabello	101 (49.8)
Trombosis documentada por médico	11 (5.4)
Prueba COVID-19 persistentemente positiva después de 3 meses del episodio agudo	11 (5.4)
Persistencia de otros síntomas post COVID-19	165 (81.3)

Tabla 2. Análisis estratificado por género

Variable	Mujer n = 138	Hombre n = 65	p
Demográficas			
Edad	40.1 (10.9)	45.3 (11.4)	0.002
Enfermedades previas al COVID-19			
Diabetes	14 (10.1)	14 (21.5)	0.048
Sobrepeso u obesidad	54 (39.1)	37 (56.9)	0.023
Hipertensión arterial sistémica	17 (12.3)	16 (24.6)	0.040
Problemas cardiacos	1 (0.7)	2 (3.1)	0.195
Problemas renales	5 (3.6)	1 (1.5)	0.413
Problemas gastrointestinales o del hígado	7 (5.1)	3 (4.6)	0.888
Asma o bronquitis crónica	8 (5.8)	1 (1.5)	0.169
Problemas neurológicos o psiquiátricos	7 (5.1)	3 (4.6)	0.888
Enfermedades autoinmunes	8 (5.8)	2 (3.1)	0.403
Tumores o cáncer	3 (2.2)	1 (1.5)	0.761
Infecciones crónicas	2 (1.4)	1 (1.5)	0.961
Hipotiroidismo o hipertiroidismo	9 (6.5)	3 (4.6)	0.591
Ninguna, sano antes de COVID-19	60 (43.5)	17 (26.2)	0.020
Cuántas veces ha padecido COVID-19 confirmado por laboratorio	95 (68.8)	39 (60.0)	0.266
Gravedad de los episodios de COVID-19			
Leve a moderado	100 (72.5)	43 (66.2)	0.410
Graves	38 (27.5)	22 (33.8)	0.410

Vacunación para COVID-19			
Sí la habían recibido	122 (88.4)	60 (92.3)	0.467
Síntomas neurológicos o psiquiátricos post COVID-19			
Cefalea	76 (44.9)	39 (60.0)	0.546
Depresión o tristeza	75 (54.3)	37 (56.9)	0.764
Ansiedad o nerviosismo	91 (65.9)	42 (64.6)	0.875
Falta de concentración	74 (53.6)	39 (60.0)	0.450
Fatiga o debilidad	107 (77.5)	47 (72.3)	0.482
Problemas de la memoria	89 (64.5)	44 (67.7)	0.752
Perdida persistente del olfato	24 (17.4)	16 (24.6)	0.258
Perdida persistente del gusto	11 (8.0)	6 (9.2)	0.789
Sensación de adormecimiento en las extremidades	48 (34.8)	24 (36.9)	0.875
Mareo o vértigo	58 (42.0)	18 (27.7)	0.062
Convulsiones	3 (2.2)	1 (1.5)	0.761
Perdida de movilidad de una o más extremidades	3 (2.2)	1 (1.5)	0.761
Alucinaciones o delirio	5 (3.6)	4 (6.2)	0.414
Infarto cerebral	0 (0.0)	1 (1.5)	0.144
Persistencia de síntomas neurológicos o psiquiátricos	134 (97.1)	63 (96.6)	1.000
Síntomas cardiovasculares post COVID-19			
Dolor de pecho	38 (27.5)	17 (39.9)	0.867
Palpitaciones	85 (61.6)	29 (44.6)	0.033
Taquicardia	66 (47.8)	43 (33.8)	0.069
Presión arterial baja	23 (16.7)	7 (10.8)	0.298
Presión arterial alta	27 (19.6)	11 (16.9)	0.704
Síncope o desmayos	10 (7.2)	2 (3.1)	0.240
Hinchazón o retención de líquidos	21 (15.4)	3 (4.6)	0.029
Infarto cardíaco	0 (0.0)	1 (1.5)	0.144
Arritmias	14 (10.1)	6 (9.2)	1.000
Inflamación cardíaca (miocarditis)	9 (6.5)	1 (1.5)	0.126
Persistencia de síntomas cardiovasculares	120 (87.0)	48 (73.8)	0.028
Síntomas pulmonares post COVID-19			
Tos persistente	53 (38.4)	24 (36.9)	0.878
Dificultad para respirar	43 (31.2)	18 (27.7)	0.743
Dolor torácico al inspirar profundamente	111 (19.6)	15 (23.1)	0.581
Baja oxigenación o uso de oxígeno medicinal	3 (2.2)	4 (6.2)	0.147
Flemas o expectoración	45 (32.6)	19 (29.2)	0.746

Flema sanguinolenta	3 (2.2)	1 (1.5)	0.761
Trombosis o embolismo pulmonar	0 (0.0)	0 (0.0)	1.000
Sibilancias o silbido en el pecho	17 (12.3)	3 (4.6)	0.086
Persistencia de síntomas pulmonares	102 (73.9)	43 (66.2)	0.318
Síntomas gastrointestinales post COVID-19			
Problemas para tragar o deglutir	9 (6.5)	6 (9.2)	0.567
Gastritis	39 (28.3)	12 (18.5)	0.166
Reflujo	36 (26.1)	16 (24.6)	0.865
Distensión abdominal	49 (35.5)	15 (23.1)	0.105
Diarrea	59 (42.8)	21 (32.3)	0.169
Estreñimiento	27 (19.6)	7 (10.8)	0.158
Dolor abdominal	65 (47.1)	22 (33.8)	0.094
Problemas del hígado o vesícula biliar	35 (25.4)	12 (18.5)	0.373
Problemas de páncreas	3 (2.2)	2 (3.1)	0.699
Hemorragia por boca o recto	2 (1.4)	1 (1.5)	0.961
Persistencia de síntomas gastrointestinales	117 (84.8)	45 (69.2)	0.014
Síntomas musculoesqueléticos post COVID-19			
Dolor óseo o articular	105 (76.1)	42 (64.6)	0.095
Dolor muscular	69 (50.0)	26 (40.0)	0.228
Inflamación articular	51 (37.0)	17 (26.2)	0.152
Pérdida de fuerza muscular	44 (31.9)	18 (27.7)	0.625
Adelgazamiento muscular	34 (24.6)	18 (27.7)	0.731
Persistencia de síntomas musculoesqueléticos	125 (90.6)	53 (81.5)	0.107
Otros síntomas reportados post COVID-19			
Problemas de tiroides	14 (10.1)	3 (4.6)	0.185
Problemas sexuales	15 (10.9)	7 (10.8)	1.000
Tumores o cáncer	6 (4.3)	0 (0.0)	0.088
Infecciones frecuentes	31 (22.5)	9 (13.8)	0.187
Lupus u otras enfermedades autoinmunes	18 (13.0)	2 (3.1)	0.026
Insuficiencia renal crónica	5 (3.6)	3 (4.6)	0.735
Problemas de la piel	47 (34.1)	10 (15.4)	0.007
Alopecia o caída de cabello	78 (56.5)	23 (35.4)	0.007
Persistencia de prueba COVID-19 positiva	6 (4.2)	5 (7.7)	0.334
Trombosis documentada por médico	8 (5.8)	3 (4.6)	0.729

Persistencia de otros síntomas post COVID-19	127 (92.0)	38 (58.5)	0.001

Tabla 3. OR persistencia de síntomas neurológicos

Variable	OR	IC	p
Género femenino	1.167	0.220 – 6.178	0.856
Género masculino	0.857	0.162 – 4.539	0.856
Diabetes	0.947	0.110 – 8.178	0.961
Sobrepeso/obesidad	1.089	0.237 – 4.992	0.913
Hipertensión arterial sistémica	1.157	0.135 – 9.935	0.895
Problemas neurológicos o psiquiátricos	0.286	0.031 – 2.631	0.269
Sano antes del covid-19	0.448	0.097 – 2.055	0.448
Ha padecido COVID-19 dos o más veces	1.434	0.312 – 6.591	0.643
Ha padecido COVID-19 una vez	0.643	0.152 – 3.206	0.643
Si estaba vacunado	3.768	0.684 – 20.766	0.128
No estaba vacunado	0.265	0.048 – 1.462	0.128
COVID-19 leve a moderado	0.422	0.138 – 1.286	0.129
COVID-19 grave	2.371	0.778 – 7.229	0.129

Tabla 4. OR persistencia de síntomas cardíacos

Variable	OR	IC	p
Género femenino	0.443	0.213 – 0.924	0.030
Género masculino	2.255	1.082 – 4.703	0.030
Diabetes	3.091	0.699 – 13.661	0.137
Sobrepeso/obesidad	0.779	0.379 – 1.061	0.497
Hipertensión arterial sistémica	0.174	0.683 – 8.254	0.174
Gastrointestinales	0.475	0.117 – 1.934	0.299
Asma	1.739	0.211 – 14.356	0.607
Problemas neurológicos o psiquiátricos	0.475	0.117 – 1.934	0.299
Autoinmune	0.845	0.172 – 4.155	0.836
Tiroideas	0.619	0.159 – 2.409	0.489
Sano antes del COVID-19	1.282	0.600 – 2.737	0.522
Ha padecido COVID-19 dos o más veces	3.332	1.589 – 6.986	0.001
Ha padecido COVID-19 una vez	0.300	0.143 – 0.629	0.001
No estaba vacunado	4.698	0.610 – 36.197	0.138
Si estaba vacunado	0.213	0.028 – 1.640	0.138
COVID-19 leve a moderado	0.334	0.123 – 0.907	0.031
COVID-19 grave	2.991	1.103 – 8.114	0.031

Tabla 5. OR persistencia de síntomas pulmonares

Variable	OR	IC	p
Género femenino	0.677	0.357 – 1.281	0.230
Género masculino	1.478	0.781 – 2.799	0.230
Diabetes	6.017	1.380 – 26.238	0.017
Sobrepeso/obesidad	1.824	0.971 – 3.427	0.062
Hipertensión arterial sistémica	3.318	1.111 – 9.906	0.032
Gastrointestinales	0.917	0.229 – 3.673	0.902
Asma	3.281	0.401 – 26.832	0.268
Problemas neurológicos o psiquiátricos	0.917	0.229 – 3.673	0.902
Autoinmune	1.612	0.332 – 7.826	0.554
Tiroideas	0.777	0.225 – 2.687	0.690
Sano antes del COVID-19	0.674	0.363 – 1.250	0.210
Ha padecido COVID-19 dos o más veces	2.500	1.336 – 4.679	0.004
Ha padecido COVID-19 una vez	0.400	0.214 – 0.749	0.004
No estaba vacunado	0.606	0.237 – 1.550	0.296
Si estaba vacunado	1.649	0.645 – 1.640	0.138
COVID-19 leve a moderado	0.243	0.103 – 0.575	0.001
COVID-19 grave	4.108	1.740 – 9.695	0.001

Tabla 6. OR persistencia de síntomas gastrointestinales

Variable	OR	IC	p
Género femenino	0.397	0.197 – 0.801	0.010
Género masculino	2.519	1.248 – 5.081	0.010
Diabetes	7.883	1.039 – 59.830	0.046
Sobrepeso/obesidad	2.002	0.969 – 4.136	0.061
Hipertensión arterial sistémica	1.482	0.535 – 4.111	0.449
Cardiacos	0.494	0.044 – 5.583	0.569
Renales	0.488	0.086 – 2.758	0.416
Asma	0.869	0.174 – 4.350	0.865
Problemas neurológicos o psiquiátricos	2.323	0.286 – 18.872	0.430
Autoinmune	2.323	0.286 – 18.872	0.430
Infecciones crónicas	0.494	0.044 – 5.583	0.569
Tiroideas	1.266	0.267 – 6.016	0.767
Sano antes del COVID-19	0.575	0.288 – 1.147	0.116
Ha padecido COVID-19 dos o más veces	2.110	1.052 – 4.232	0.035
Ha padecido COVID-19 una vez	0.474	0.236 – 0.950	0.035
No estaba vacunado	2.255	0.57 – 11.443	0.220
Si estaba vacunado	0.391	0.087 – 1.753	0.220
COVID-19 leve a moderado	0.522	0.226 – 1.209	0.129
COVID-19 grave	1.915	0.827 – 4.434	0.129

Tabla 7. OR persistencia de síntomas musculoesqueléticos

Variable	OR	IC	p
Género femenino	0.452	0.194 – 1.055	0.066
Género masculino	2.212	0.948 – 5.162	0.066
Diabetes	4.235	0.550 – 32.630	0.166
Sobrepeso/obesidad	1.041	0.448 – 2.418	0.925
Hipertensión arterial sistémica	2.393	0.536 – 10.678	0.253
Renales	0.261	0.045 – 1.507	0.261
Gastrointestinal	0.535	0.107 – 2.674	0.446
Problemas neurológicos o psiquiátricos	1.263	0.153 – 10.416	0.828
Autoinmune	1.263	0.153 – 10.416	0.828
Infecciones crónicas	0.270	0.024 – 3.088	0.292
Tiroideas	1.562	0.193 – 12.646	0.676
Sano antes del COVID-19	1.105	0.463 – 2.638	0.822
Ha padecido COVID-19 dos o más veces	4.040	1.682 – 9.703	0.002
Ha padecido COVID-19 una vez	0.248	0.103 – 0.594	0.002
No estaba vacunado	1.357	0.296 – 6.212	0.694
Si estaba vacunado	0.737	0.161 – 3.373	0.694
COVID-19 leve a moderado	0.422	0.138 – 1.286	0.129
COVID-19 grave	2.371	0.778 – 7.229	0.129

Esfuerzos de diagnóstico y tratamiento del COVID persistente en México.

Un estudio del mundo real.

Le preguntamos a una población de pacientes mexicanos afectados de COVID persistente, como han sido diagnosticados y tratados por médicos mexicanos, a sabiendas de que no existe una guía de práctica clínica estandarizada y los resultados fueron los siguientes:

Respondieron la encuesta 232 sujetos, encontramos que 138 (68.0%) de los sujetos que contestaron son mujeres y 65 (32.0%) son hombres, con una media de edad de 41.8 (±11.3) años.

En cuanto al diagnóstico, después de la sospecha clínica, se emplearon los siguientes auxiliares de diagnóstico: Electrocardiograma/Holter 48%, TAC pulmonar 36%, ecocardiograma 26%, perfil de coagulación 23% y resonancia magnética cerebral 21%.

En cuanto a los intentos de aportar un tratamiento, esta población fue tratada por médicos mexicanos con los siguientes esquemas de tratamiento: vitamínicos/complementos 39%, analgésicos/antiinflamatorios 30%, antineuríticos 20%, anticoagulantes/ácido acetil salicílico 17% y antidepresivos/ansiolíticos 16%.

En este pequeño estudio observacional se puede apreciar los intentos de los médicos mexicanos por encontrar opciones de diagnóstico y tratamiento de estos enfermos, aunque no exista una guía que pueda orientar a los profesionales de la salud, e incluso no se mencionan otras opciones de tratamiento no farmacológico como la terapia física especializada, pacing, fotobiomodulación, estimulación del nervio vago, etc., por lo que se hace de suma importancia la creación de una guía de práctica clínica nacional.

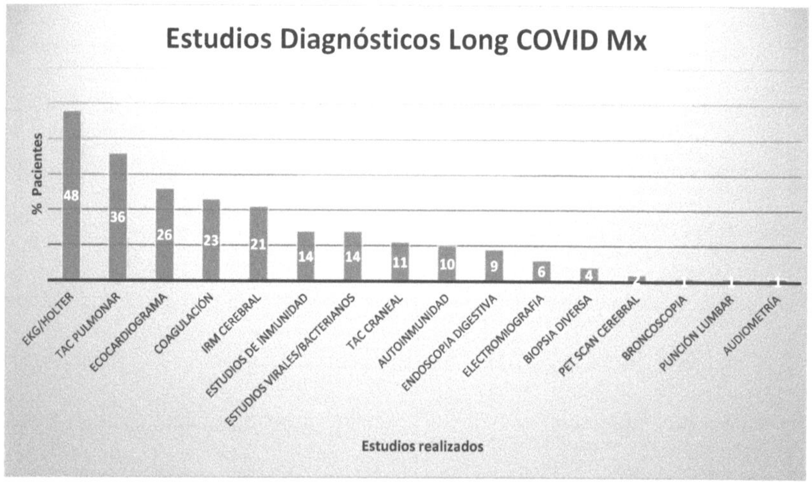

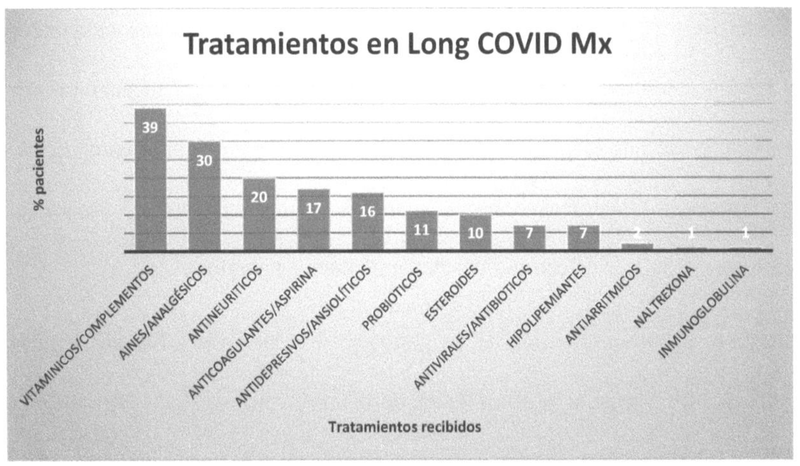

Long COVID en Latinoamérica

Long COVID o COVID persistente es definido como la persistencia de síntomas de COVID-19 agudos más allá de 12 semanas después de haber padecido uno o más cuadros y la fisiopatología es gobernada por diversas teorías dentro de las que resaltan: persistencia viral crónica en reservorios orgánicos, inmunotrombosis con formación de microtrombos amiloides, desregulación inmune positiva que conduce a autoinmunidad o desregulación negativa que lleva a exhaustividad del sistema inmune lo cual favorece a su vez que el viroma, expresado en virus latentes, se reactive agregando comorbilidad, así como favoreciendo otras alteraciones como disbiosis, disautonomías, niebla mental, entre otras manifestaciones. Se dice que los afectados en forma global pueden llegar a 65 millones, sin embargo, cifras más alarmantes mencionan 200 y hasta 400 millones de afectados; de este síndrome se han comentado más de 200 síntomas por lo que el cortejo sintomático es muy importante, siendo gobernado por síntomas neuropsiquiátricos, cardiovasculares, pulmonares, gastrointestinales y osteomusculares, con variaciones regiones.[1,2]

A este respecto en la región de las Américas, exceptuando a Estados Unidos quienes están destinando 20 millones de dólares a la investigación del Long COVID, Latinoamérica prácticamente no habla de esta nueva entidad que se viene, ahora que la emergencia pandémica ha cesado y se ha declarado un COVID-19 endémico. Algunos esfuerzos de investigación latinoamericanos se comienzan a ver y están sirviendo para caracterizar a esta población, un estudio que empleo una encuesta en línea logró captar 2466 respuestas de enfermos de 16 países latinoamericanos, destacando que las mujeres son las más afectadas hasta en 65%, con edad promedio de 39 años, los principales síntomas reportados fueron fatiga, insomnio, cefalea, artralgias y disnea. 33% de los encuestados disminuyó su actividad laboral o escolar, y 8% refirieron necesitar cuidados para realizar actividades de la vida diaria. [3]

Un estudio colombiano sobre Long COVID, empleando una encuesta sobre 33,555 pacientes, identificando como síntomas principales: cefalea, fatiga, insomnio, dolor muscular y disnea. Un grupo de estudio argentino, en un estudio descriptivo que incluyó a 1868 pacientes, encontró Long COVID en el 10% de la población estudiada, los síntomas principales fueron: astenia, anosmia/disosmia y alteraciones de concentración/memoria (*brain fog*). [4,5]

En México hemos llevado a cabo una encuesta en línea para caracterizar a la población afectada de Long COVID (https://docs.google.com/forms/d/1_ZvFXgNH5rvTgm_Dha2ktm16lp3nM5A DgfLx_Q7i4zI/edit), en esta encuesta que alberga 338 respuestas de pacientes mexicanos que cumplen el criterio de COVID persistente, la edad promedio es de 41 años de edad, el género femenino es el más afectado 69%, los principales factores de riesgo son: Sobrepeso/Obesidad 41%, diabetes 16.3% e hipertensión arterial 16%, destaca que 43.5% comenta haber estado sano previo al COVID-19; en relación a los cuadros de COVID-19 que padecieron el 42% comenta 2 cuadros, 30% un cuadro y 28% 3 cuadros; de estos el 77% refiere cuadros leves, 13% cuadros severos y 10% ambos cuadros. Respecto de su estatus de vacunación, el 45% comenta tener 3 vacunas, 36% 2 vacunas, 9% una vacuna y 10% comenta no estar vacunado. La sintomatología agrupada por aparatos y sistemas reporta 90% de manifestaciones neuropsiquiátricas (fatiga, ansiedad, cefalea, depresión y problemas de memoria,), 87.6% osteomusculares (artralgias, mialgias, artritis, disminución de fuerza muscular y sarcopenia), 82.2% cardiovasculares (palpitaciones/taquicardia, angina, hipertensión e hipotensión), 78.1% gastrointestinales (diarrea, dolor y distensión abdominal, reflujo y gastritis) y 71,3% pulmonares (tos, expectoración, disnea, dolor torácico y sibilancias).

Pese a los esfuerzos de investigación comentados, las Américas son las más afectadas por COVID-19 y tienen una gran carga de la enfermedad y riesgo de Long COVID calculado en aproximadamente 29 millones de afectados, siendo Brasil, Argentina, Colombia, México y Chile los más afectados (80% de la carga total de la región de las Américas). Dado lo anterior es de suma importancia que los países de América Latina y el Caribe centren su atención y prioricen planes de diagnóstico y tratamiento, así como guías de practica clínica, ya que esta población de afectados clama por ser reconocida, visibilizada y tratada, siendo todo un reto igual o mayor a la pandemia de COVID-19.[6]

Referencias

1. Davis HE, McCorkell L, Vogel JM, Topol EJ. Long COVID: major findings, mechanisms and recommendations. Nat Rev Microbiol. 2023 Mar;21(3):133-146. doi: 10.1038/s41579-022-00846-2. Epub 2023 Jan 13. Erratum in: Nat Rev Microbiol. 2023 Apr 17;: PMID: 36639608; PMCID: PMC9839201.

2. Del Carpio-Orantes L, Aguilar-Silva A. Teorías del long COVID entrelazadas para explicar su etiopatogenia. Rev Med Inst Mex Seguro Soc. 2023;61(3):256-7.

3. Angarita-Fonseca A, Torres-Castro R, Benavides-Cordoba V, Chero S, Morales-Satán M, Hernández-López B, Salazar-Pérez R, Larrateguy S, Sanchez-Ramirez DC. Exploring long COVID condition in Latin America: Its impact on patients' activities and associated healthcare use. Front Med (Lausanne). 2023 Apr 20;10:1168628. doi: 10.3389/fmed.2023.1168628. PMID: 37153089; PMCID: PMC10157152.

4. Alvarez-Moreno CA, Pineda J, Bareño A, Espitia R, Rengifo P. Long COVID-19 in Latin America: Low prevalence, high resilience or low surveillance and difficulties accessing health care? Travel Med Infect Dis. 2023 Jan-Feb;51:102492. doi: 10.1016/j.tmaid.2022.102492. Epub 2022 Nov 8. PMID: 36368518; PMCID: PMC9640373.

5. Olavegogeascoechea PA, Gallardo Martinez A, Scapellato JL, Federico A. Epidemiological and clinical characteristics of survivors of SARS-COV-2 infection: A descriptive study. Medwave. 2022 Oct 25;22(9):e2581. English, Spanish. doi: 10.5867/medwave.2022.09.2581. PMID: 36283026.

6. Sakhamuri SM, Jankie S, Pinto Pereira LM. Calling on Latin America and the Caribbean countries to recognise the disability from long COVID. Lancet Reg Health Am. 2022 Nov;15:100362. doi: 10.1016/j.lana.2022.100362. Epub 2022 Aug 26. PMID: 36043156; PMCID: PMC9412073.

	Población estudiada. Edad promedio y género	Factores de riesgo en la población	Principales síntomas reportados
Angarita-Fonseca et-al Latinoamérica (16 países), 2023	2,466 pacientes Mujeres 65.9% Edad: 39.5 años	Cardiopatías EPOC Obesidad	Fatiga Insomnio Cefalea Mialgias/artralgias Disnea de esfuerzo
Álvarez-Moreno et-al Colombia, 2023	33,555 pacientes No hay datos	No hay datos	Cefalea Fatiga Insomnio Debilidad muscular Disnea
Olavegogeascoechea et-al. Argentina, 2022	1,868 pacientes Mujeres 72.8% Edad: 39.4 años	Hipertensión Diabetes Autoinmunidad Cáncer	Astenia Anosmia/disosmia Trastorno de memoria Problemas de concentración
Goicochea-Rios et-al Perú, 2022	330 pacientes Hombres 53% Edad: 40-49 años	Cardiopatías Diabetes Asma bronquial	Disnea Dorsalgia Cefalea Anosmia/ageusia Disfagia
Mauricio-Trelles et-al Perú, 2022	88 pacientes Mujeres 65.9% Edad: 36-59 años	Diabetes Cardiopatías Enf tromboembólica Obesidad	Fatiga Disnea Dolor torácico Tos Artralgias
Quiñones-Moya et-al México, 2022	64 pacientes con enfermedades autoinmunes Mujeres: 76.56% Edad: 47.3 años	21 Lupus 19 Artritis 7 Esclerosis sistémica 4 Espondiloartropatia 3 Sjögren 3 Granulomatosis 2 Antifosfolipidos 1 Artritis juvenil 1 Enfermedad Still 1 Artritis psoriásica 1 Dermatomiositis	Lupus - Fatiga - Alopecia - Insomnio Artritis - Fatiga - Cefalea - Debilidad muscular Resto de pacientes - Fatiga - Artralgias - Palpitaciones
Del Carpio-Orantes et-al México, 2023	338 pacientes Mujeres 69% Edad: 41 años	Obesidad Diabetes Hipertensión	Fatiga Artralgias Ansiedad/depresión Trastorno de memoria Palpitaciones

Bonifacio LP Brasil, 2022	175 pacientes Mujeres 51% Edad: 53 años	Hipertensión Diabetes Dislipidemia	Fatiga Disnea Tos Cefalea Debilidad muscular
De Miranda et-al Brasil, 2022	646 pacientes Mujeres 54% Edad: 50 años	Hipertensión Diabetes Insuficiencia renal Cáncer	Fatiga Tos Disnea Anosmia/disgeusia Cefalea
Ferreira de Oliveira Brasil, 2022	439 pacientes Hombres 50.3% Edad: 58 años	Hipertensión Obesidad Diabetes	Fatiga Disnea Artralgias Depresión Ansiedad
Lapa et-al Brasil 2023	400 pacientes Hombres 52% Edad: 57 años	Hipertensión Diabetes Obesidad	Fatiga Alopecia Pérdida de memoria Artralgias Disnea

Manifestaciones neuropsiquiátricas en pacientes con Long COVID en México

El Long COVID es una entidad crónica del COVID-19 cuya definición menciona la persistencia de síntomas de la entidad por más de 12 semanas después del cuadro agudo y en su etiopatogenia se mencionan diversas teorías como la persistencia viral, inmunotrombosis que conlleva a la formación de microtrombos amiloides, desregulación inmune, disbiosis, entre otras. Actualmente se reconocen más de 200 síntomas que integran el síndrome, por lo que nos propusimos realizar una encuesta en línea (https://docs.google.com/forms/d/1_ZvFXgNH5rvTgm_Dha2ktm16lp3nM5A DgfLx_Q7i4zI/prefill) para conocer cuáles eran los síntomas predominantes en población mexicana afectada de Long COVID en el mes de febrero de 2023.

Obtuvimos 233 respuestas que demuestran la edad promedio de los afectados fue de 43 años (16-79 años), el género más afectado fue el femenino con 67.8%, Las principales comorbilidades reportadas fueron obesidad/sobrepeso (43.3%), Hipertensión (15.9%) y Diabetes (13.7%), destacó además que el 40.8% refiere haber sido sano antes del cuadro de COVID-19. Los encuestados refieren que han padecido COVID-19 en 1 ocasión (37.8%), en 2 ocasiones (35.2%) y en 3 o más ocasiones (27%), de ellos el 73% refiere haber presentado cuadros leves, mientras que el 15% cuadros severos de COVID-19 y el 12% cuadros tanto leves como severos. En cuanto a su estatus de vacunación anti-COVID, el 52.8% refiere tener 3 vacunas o más, el 30.5% dos vacunas, el 6.4% una vacuna y el 10.3% refiere no estar vacunado. Las manifestaciones neuropsiquiátricas fueron las de mayor prevalencia con 96.6% de los afectados presentando este tipo de síntomas, los más frecuentes fueron: fatiga o debilidad (76%), trastorno de memoria (66.5%), ansiedad (65.7%), falta de concentración (56.7%) y cefalea (55.4%). Otros datos relevantes fue la tendencia a infecciones frecuentes (21.9%), desarrollo de autoinmunidad (9%), persistencia de pruebas COVID positivas (5.6%) y eventos trombóticos (4.3%) de los cuales el 0.4% correspondió a infarto cerebral.

Dado lo anterior concluimos que estas manifestaciones son producto del gran neurotropismo que manifiesta el Sars Cov2 desde la etapa aguda con cuadros como anosmia, disgeusia, encefalitis o encefalopatía, que a través del tiempo tienden a ser crónicos, aunado a otros posibles mecanismos que repercuten en la función neuropsiquiátrica como el daño al nervio vago o la disbiosis que trastorna el eje cerebro-intestino agregando comorbilidad, siendo imperioso el detectar estas manifestaciones para iniciar tratamientos oportunos y tempranamente, aunque aún muchos en investigación, esperando ser una respuesta ante estos serios problemas crónicos, sin dejar de lado los riesgos degenerativos que puedan propiciar estados demenciales como la enfermedad de Alzheimer, entre otras.

Principales manifestaciones neuropsiquiátricas reportadas

	N=233
Fatiga o debilidad	76%
Trastorno de memoria	66.5%
Ansiedad	65.7%
Trastorno de concentración	56.7%
Cefalea	55.4%
Depresión	54.5%
Vértigo	39.9%
Parestesias	38.2%
Anosmia crónica	20.6%
Disgeusia crónica	9%
Delirium	5.2%
Convulsiones	3%
Paresias	1.7%
Hipoacusia	0.4%
Stroke	0.4%

Manifestaciones osteomusculares y autoinmunes del COVID persistente en México

El COVID persistente, definido como la persistencia de síntomas de COVID-19 más allá de 4 semanas después de padecerlo[1], afecta a más de 65 millones de personas después de la pandemia, aunque cifras más alarmantes mencionan hasta 200 millones de afectados [2,3], destacando la gran afectación neuropsiquiátrica, en donde destacan síntomas como cefalea, niebla mental, distimias, ansiedad, depresión e incluso cuadros psicóticos, seguida de una gran gama de síntomas que se han cuantificado en más de 200 síntomas que integran este síndrome[3].

En las grandes series europeas y norteamericanas destacan las manifestaciones cardiovasculares, gastrointestinales y pulmonares, sin embargo, en algunas series se reporta fatiga hasta en el 72% de los pacientes hospitalizados y en el 44% de los pacientes que egresan4. En México han destacado los resultados de una encuesta que realizamos en línea a través de la plataforma Google formularios (https://docs.google.com/forms/d/1ZvFXgNH5rvTgm Dha2ktm16lp3nM5ADgfLx Q7i4zI/prefill), en la cual los síntomas de mayor prevalencia, después de los neuropsiquiátricos, son las manifestaciones osteomusculares. En esta encuesta que alberga 338 respuestas de pacientes mexicanos que cumplen el criterio de COVID persistente, la edad promedio es de 41 años de edad, el género femenino es el más afectado con el 69%, los principales factores de riesgo son: sobrepeso/obesidad 41%, diabetes 16,3% e hipertensión arterial 16%, destaca que el 43,5% comenta haber estado sano previo al COVID-19; en relación con los cuadros de COVID-19 que padecieron como antecedentes al COVID persistente, el 42% comenta haber cursado con 2 cuadros de COVID-19 previamente, un 30% refiere un cuadro de COVID-19 previo al inicio de los síntomas persistentes y un 28% 3 cuadros previos de COVID-19 agudo; de estos el 77% refiere cuadros leves o ambulatorios, 13% cuadros severos (que requieren estancia hospitalaria o incluso en cuidados intensivos) y un 10% ambos cuadros. Respecto de su estatus de vacunación, el 45% comenta tener 3 vacunas, 36% 2 vacunas, 9% una vacuna y 10% comenta no estar vacunado. La sintomatología agrupada por aparatos y sistemas reporta un 90% de manifestaciones neuropsiquiátricas, 87,6% osteomusculares, 82,2% cardiovasculares, 78,1% gastrointestinales y 71,3% pulmonares. De las manifestaciones osteomusculares más prevalentes se reportaron: fatiga 76%, dolor óseo o articular 71,3%, dolor muscular 40,2%, inflamación articular 28,1%, pérdida de fuerza muscular 26,6% y adelgazamiento muscular 22,8%. Destaca además que el 9,5% de los encuestados reportan haber desarrollado enfermedades autoinmunes posteriores al COVID-19, destacando lupus eritematoso sistémico en el 75% de estos, otras entidades reportadas son artritis reumatoide 19% y tiroiditis autoinmune 6%.

En población mexicana las manifestaciones del COVID persistente concuerdan con los reportes mundiales donde las manifestaciones neuropsiquiátricas son las más prevalentes, sin embargo, en segunda instancia, destaca en esta población las manifestaciones osteomusculares así como el desarrollo de enfermedades autoinmunes, lo cual ya se ha documentado previamente en estudios publicados donde existen riesgos incrementados de enfermedades autoinmunes asociadas a COVID-19 hasta en un 42,6% de los enfermos crónicos5, así como riesgo de 3,2 veces de espondilitis anquilosante, 3,14 veces de enfermedad mixta del tejido conectivo, 2,99 veces de lupus eritematosos y 2,98 veces para artritis reumatoide, entre otras enfermedades[6]. Según una revisión sistemática de manifestaciones musculoesqueléticas del COVID-19, las manifestaciones musculoesqueléticas asociadas con COVID persistente son: fatiga, artralgia, mialgia, dolor de espalda de nueva aparición, debilidad muscular y bajo rendimiento físico7, que concuerdan con nuestros resultados. Estos hallazgos hacen suponer que los enfermos de COVID persistente en México tendrán sintomatología osteomuscular crónica y ulteriormente podrán desarrollar enfermedades autoinmunes que significaran todo un reto para los clínicos y reumatólogos, por lo que generar protocolos de diagnóstico y tratamiento aunado a las demás sintomatologías significará un reto clínico y seguramente ameritará un manejo multidisciplinario.

Bibliografía

1. Department of Health and Human Services, Office of the Assistant Secretary for Health. 2022. National Research Action Plan on Long COVID, 200 Independence Ave SW, Washington, DC 20201.[DOI: 10.1037/e304752003-001].

2. The Lancet. Long COVID: 3 years in. Lancet. 2023 Mar 11;401(10379):795. doi: 10.1016/S0140-6736(23)00493-2. PMID: 36906338; PMCID: PMC9998094.

3. Davis HE, McCorkell L, Vogel JM, Topol EJ. Long COVID: major findings, mechanisms and recommendations. Nat Rev Microbiol. 2023;21:133–46, http://dx.doi.org/10.1038/s41579-022-00846-2. Epub 2023 Jan 13. Erratum in: Nat Rev Microbiol. 2023 Apr 17. PMID: 36639608; PMCID: PMC9839201.

4. Azadvari M, Haghparast A, Nakhostin-Ansari A, Emami Razavi SZ, Hosseini M. Musculoskeletal symptoms in patients with long COVID: A cross-sectional study on Iranian patients. Heliyon. 2022;8:e10148, http://dx.doi.org/10.1016/j.heliyon.2022.e10148. Epub 2022 Aug 11: PMID: 35971463; PMCID: PMC9367176.

5. Sharma C, Bayry J. High risk of autoimmune diseases after COVID-19. Nat Rev Rheumatol. 2023;12:1–2, http://dx.doi.org/10.1038/s41584-023-00964-y. Epub ahead of print. PMID: 37046064; PMCID: PMC10096101.

6. Chang R, Yen-Ting Chen T, Wang SI, Hung YM, Chen HY, Wei CJ. Risk of autoimmune diseases in patients with COVID-19: A retrospective cohort study. EClinicalMedicine. 2023;56:101783, http://dx.doi.org/10.1016/j.eclinm.2022.101783. Publicación electrónica 10 Ene 2023: PMID: 36643619; PMCID: PMC9830133.

7. Pires RE, Reis IGN, Waldolato GS, Pires DD, Bidolegui F, Giordano V. What Do We Need to Know About Musculoskeletal Manifestations of COVID-19?: A Systematic Review. JBJS Rev. 2022;10(6.), http://dx.doi.org/10.2106/JBJS.RVW.22.00013. PMID: 35658089.

Manifestaciones gastrointestinales del COVID persistente en México

Introducción

En México se han reportado casos de COVID persistente, aunque la enfermedad no es reconocida en su totalidad, se ha caracterizado a esta población previamente y han destacado la predominancia de síntomas neuropsiquiátricos y osteomusculares, sin embargo, se desconoce la magnitud del problema en otras esferas como la gastrointestinal, que podría agregar morbimortalidad a todo el cortejo sintomático de este síndrome que reconoce más de 200 síntomas.

Material y Métodos

A través de una encuesta en línea se indaga sobre la incidencia de manifestaciones gastrointestinales en una población mexicana afectada por COVID persistente, siendo el colectivo Long COVID Comunidad Solidaria México quienes aceptaron responder la encuesta, siendo mayores de 18 años con diagnóstico establecido de COVID persistente.

Resultados

Respondieron la encuesta 203 afectados, de los cuales 68% son mujeres, edad promedio de 41 años. Los principales factores de riesgo identificados son: Diabetes, Hipertensión y Obesidad. Las manifestaciones gastrointestinales de mayor prevalencia son: el dolor abdominal (42.9%), diarrea (39.4%), distensión abdominal (31.5%), reflujo (25.6%), gastritis (25.1%), problemas del hígado o vesícula biliar (23.2%), estreñimiento (16.7%), disfagia (7.4%), problemas de páncreas (2.5%) y hemorragia por boca o recto (1.5%).

En un análisis por género, la persistencia de síntomas gastrointestinales fue mayor entre las mujeres que en los hombres (84.8% VS 69.2%; p = 0.014). Sin embargo, sólo encontramos que el dolor abdominal tuvo tendencia a ser más frecuente entre las mujeres (47.1% VS 33.8%; p = 0.094).

En un análisis de asociación de variables para la persistencia de síntomas gastrointestinales,

encontramos asociaciones de riesgo para las siguientes variables: género masculino [OR 2.519 (1.248 – 5.081); p = 0.010], haber padecido COVID-19 dos o más veces [OR 2.110 (1.052 – 4.232); p= 0.035], la persistencia de síntomas cardiovasculares [OR 4.096 (1.860 – 9.019); p = 0.001] y persistencia de síntomas musculo esqueléticos [OR 10.880 (4.338 – 27.290); p = 0.001]

Conclusiones

Las manifestaciones gastrointestinales en pacientes con COVID persistente son de gran prevalencia y traducen una mayor morbilidad, principalmente en el género femenino, asociándose y favoreciendo otras manifestaciones de esta entidad como los síntomas cardiovasculares y musculo esqueléticos.

Referencias

https://www.congresosepd.com/posters/2024/index.php?page=13

Desmitificando el Long COVID, Primer Meeting Internacional.

El pasado 7 a 9 de diciembre de 2023 se llevó a cabo la conferencia Desmitificando al Long COVID en Madrid, España, siendo el primer meeting que reunió a grandes investigadores internacionales, médicos y trabajadores sanitarios y dio voz a pacientes para contar su experiencia. Se mencionó que más de 65 millones de afectados por Long COVID existen a lo largo del mundo, de estos la incidencia estimada es de 10-30% para casos no hospitalizados, 50-70% para casos hospitalizados y 10-12% para casos vacunados

El meeting se centró en aspectos fisiopatológicos destacando diversas teorías etiopatogénicas propuestas como la persistencia viral y la formación de microtrombos amiloides, asimismo la búsqueda de biomarcadores y propuestas de score diagnósticos apoyados en transcriptómica y tratamientos farmacológicos.

Se habló de los síndromes postvirales, mismos que han sido descritos desde 1918, del cual el Long COVID forma parte, así como de la respuesta inmune divergente, en la cual tanto pacientes seropositivos (anticuerpos anti Sars Cov2 y CD4 elevados) como seronegativos (inmunidad celular T subóptima) tiene un espectro similar de síntomas diversos. Se presentaron modelos murinos de afectación neurológica, así como disfunción mitocondrial y miopatías secundarias. Por otro lado, se habló de la reactivación de virus latentes los cuales pueden ser retrovirus, RNA virus y DNA virus que lleven a una mayor comorbilidad.

Respecto del tratamiento farmacológico se centraron en aspectos de inmunomodulación, destacando fármacos como temelimab, casirivimab/imdevimab y dosis bajas de naltrexona, así como los protocolos de antivirales para la persistencia viral, destacando nirmatrelvir/ritonavir (hay dos grandes estudios aún en proceso que son PAX Long COVID trial y RECOVER-Vital trial) y ensitrelvir. Hubo presentaciones en poster con fármacos como colágeno polimerizado tipo I en una serie de casos y baricitinib en dos casos aislados, que podrían tener beneficio en pacientes con Long COVID.

Se habló de propuestas de tratamiento novedosas para la inmunotrombosis que conlleva a la formación de microtrombos amiloides, como Maraviroc y pravastatina para inhibir el eje plaquetas-monocitos endoteliales y la triple terapia de la Dra Etheresia Pretorius que emplea terapia antiplaquetaria dual (clopidogrel + aspirina), apixaban y protección gástrica.

Se comentaron opciones de tratamiento sintomático, para dolor (analgésicos comunes, AINEs, anticonvulsivos; se recomendó evitar altas dosis de esteroides); para taquicardia postural – POTS – empleando betabloqueadores e ivabradina y para hiperreactividad bronquial la recomendación de broncodilatadores preferentemente corticosteroides inhalados. Para síntomas digestivos, se recomendó el uso de antiulcerosos, antiH2 (principalmente síntomas de intestino irritable); sospechar gastroparesia secundaria (para la cual se recomendaría dosis bajas de eritromicina) y el uso de probióticos o butirato en caso de disbiosis. Para síntomas sugestivos de activación de mastocitos (síntomas cutáneos, exacerbación de síntomas postprandiales) se recomendó dietas pobres en histamina y uso combinado de antihistamínicos, uso de cromoglicato de sodio antes de comidas y evaluación por alergólogo. Para los trastornos de ansiedad y depresión, se recomienda ansiolíticos comunes y los inhibidores de la recaptura de serotonina y/o noradrenalina además de psicoterapia de soporte. Respecto de opciones de tratamiento no farmacológicas se habló de estimulación del nervio vago auricular transcutánea. Para la fatiga e intolerancia al ejercicio se habló de estrategias de rehabilitación y la implementación del PACING.

Muchas de estas opciones pertenecen al grupo de estudio de los NIH RECOVER que estudian 5 grandes ejes terapéuticos: disautonomía, disfunción cognitiva, desórdenes del sueño, fatiga e intolerancia al ejercicio y persistencia viral.

Para la prevención se recomendó la vacunación, evitar reinfecciones (uso de mascarillas y sana distancia) y tratar las reinfecciones con antivirales específicos tan pronto como sea posible, para evitar la cronicidad que lleve a Long COVID.

Este primer meeting centró su atención a la fisiopatología, diagnóstico y opciones de tratamiento disponibles, sin embargo faltó profundizar en otras estrategias no farmacológicas probablemente reservadas para casos muy drásticos como apheresis, hemodiafiltracion veno-venosa continua, bloqueo del ganglio estrellado, entre otras; asimismo no se mencionaron algunas herramientas de diagnóstico como los kits diagnósticos preformados CheqUp e IncellKLINE para Long COVID y otros kits específicos para corroborar disbiosis, se espera que en la próxima organización del meeting se tengan mejores noticias sobre estrategias diagnosticas más concretas y tratamientos estandarizados para limitar la morbimortalidad de los pacientes.

https://academicmedicaleducation.com/meeting/demystifying-long-covid-international-conference-2023

Del Long COVID a la neurodegeneración

El COVID persistente se refiere a la persistencia de síntomas de COVID-19, 12 semanas después del cuadro agudo, destacando en las diferentes series publicadas de Europa, Norteamérica y América Latina la persistencia de síntomas neuropsiquiátricos, dentro de los cuales destacan la fatiga y el denominado brain fog, que traduce diversas alteraciones en la memoria, concentración, cognición, entre otras.

Se dice que el Sars Cov2 tiene tropismo multifacético pudiendo afectar a todos los órganos, aparatos y sistemas del cuerpo humano, sin embargo tiene una gran predilección por el sistema nervioso, siendo un virus neuroinvasivo que emplea diversas rutas como: vía olfatoria, vía oftálmica, plexos coroideos, sistema nervioso entérico y la disrupción de la barrera hematoencefálica; una vez instalado en el sistema nervioso comienza con un gran neurotropismo que finalmente culminará con una gran neurovirulencia, condicionando diversos cuadros patológicos. Los principales mecanismos de la disfunción cognitiva son: Persistencia viral, inmunotrombosis, fusión de neuronas con células gliales, neuroinflamación, neurogénesis disminuida, hipocortisolismo por disfunción del eje hipotálamo-hipófisis y disfunción vagal inducida por disbiosis.

Se ha intentado monitorizar a nivel plasmático algunos marcadores que auxilien al diagnóstico del neuroLong COVID, destacando la presencia de IL-6, IL-8, KLK-6, TDP-43, FGF-21 y pTau181. De igual forma estudios de neuroimagen han puesto en evidencia que existe severo hipometabolismo cortical difuso en estos pacientes, y estudios especiales como PET-PBR28 han puesto de manifiesto neuroinflamación, así como daño vascular asociado.

Dado que la fatiga es de los principales síntomas, se ha estudiado al sistema neuromuscular, a través de biopsias musculares encontrando que estos pacientes pueden tener diversas alteraciones musculares que favorecen fatiga y el malestar post esfuerzo, destacando: atrofia muscular, necrosis y presencia de núcleos internos.

Actualmente la investigación se está centrando en la neurodegeneración seguida de la neuroinflamación que está condicionando una mayor prevalencia de enfermedades neurodegenerativas asociadas a Long COVID, principalmente: enfermedad de Alzheimer, enfermedad de Parkinson, demencias, esclerosis lateral amiotrófica, esclerosis múltiple y enfermedad de Huntington. Asimismo se comienzan a visualizar casos de neurodegeneración parecidos a las enfermedades priónicas, por lo que las medidas de control de estas enfermedades crónicas y degenerativas deben ser desde los cuadros agudos de COVID-19, evitando que la inflamación producto de la viremia se torne crónica y que afecte a los órganos, principalmente el sistema nervioso, asimismo deberán implementarse acciones preventivas como la vacunación y diversos fármacos antiinflamatorios como temelimab, baricitinib, así como antivirales para la persistencia viral.

Finalmente, gracias a la neuroplasticidad, queda un aliciente en la neurogénesis que incluso en cerebros adultos puede darse, siendo un punto importante el favorecerla a través de terapias específicas, aunado a terapias enfocadas a evitar la pérdida neuronal y la activación de la microglia.

Referencias

Zhao J, Xia F, Jiao X, Lyu X. Long COVID and its association with neurodegenerative diseases: pathogenesis, neuroimaging, and treatment. Front Neurol. 2024 Apr 4;15:1367974. doi: 10.3389/fneur.2024.1367974. PMID: 38638307; PMCID: PMC11024438.

Besteher B, Rocktäschel T, Garza AP, Machnik M, Ballez J, Helbing DL, Finke K, Reuken P, Güllmar D, Gaser C, Walter M, Opel N, Rita Dunay I. Cortical thickness alterations and systemic inflammation define long-COVID patients with cognitive impairment. Brain Behav Immun. 2024 Feb;116:175-184. doi: 10.1016/j.bbi.2023.11.028. Epub 2023 Nov 28. PMID: 38036270.

Ceban F, Ling S, Lui LMW, Lee Y, Gill H, Teopiz KM, Rodrigues NB, Subramaniapillai M, Di Vincenzo JD, Cao B, Lin K, Mansur RB, Ho RC, Rosenblat JD, Miskowiak KW, Vinberg M, Maletic V, McIntyre RS. Fatigue and cognitive impairment in Post-COVID-19 Syndrome: A systematic review and meta-analysis. Brain Behav Immun. 2022 Mar;101:93-135. doi: 10.1016/j.bbi.2021.12.020. Epub 2021 Dec 29. PMID: 34973396; PMCID: PMC8715665.

Zhao Y, Jaber VR, Lukiw WJ. SARS-CoV-2, long COVID, prion disease and neurodegeneration. Front Neurosci. 2022 Sep 27;16:1002770. doi: 10.3389/fnins.2022.1002770. PMID: 36238082; PMCID: PMC9551214.

Seneff S, Kyriakopoulos AM, Nigh G, McCullough PA. A Potential Role of the Spike Protein in Neurodegenerative Diseases: A Narrative Review. Cureus. 2023 Feb 11;15(2):e34872. doi: 10.7759/cureus.34872. PMID: 36788995; PMCID: PMC9922164.

Tratamiento desarrollado en México: Fibroquel (colágeno polimerizado tipo I).

Tras dos años de sobrevivir a la pandemia de COVID-19 que ha conferido una alta mortalidad y exceso de mortalidad esperada en diversos países, aun no se tiene un tratamiento eficaz, pese a los grandes esfuerzos de guías clínicas, metaanálisis y revisiones sistemáticas como las del programa Recovery, que han tenido a bien posicionar fármacos en base a evidencia científica como dexametasona, remdesivir, baricitinib, entre otros

En forma reciente ha surgido en uno de los institutos más prestigiosos de México (Instituto Nacional de Ciencias Médicas y Nutrición "Salvador Zubirán"), un estudio empleando un fármaco denominado colágeno polivinil pirrolidona o colágeno polimerizado tipo I (Fibroquel®, Aspid), el cual por sus propiedades vistas en patologías reumatológicas (artritis reumatoide, osteoartritis) contra la inflamación mediada por inmunidad, ha destacado como potencial tratamiento contra COVID-19 aprovechando sus diversas propiedades que son:

- Modular negativamente la expresión de la IL-1β, IL-8, TNF-a, TGF-β1, IL-17, Cox-1 y moléculas de adhesión leucocitaria (ELAM-1, VCAM-1 e ICAM-1)

- Incrementa sensiblemente los mediadores y mecanismos moduladores de la inflamación (expresión de IL-10 y el número de células T reguladoras) y disminuye la fibrosis tisular, sin producir efectos adversos.

- Regulación negativa de la expresión de la tormenta de citocinas proinflamatorias y en el número de células T efectoras Th1, Th17, Th22, así como moléculas de adhesión leucocitaria.

Todo lo anterior deriva en importantes beneficios para el tratamiento de la fase hiperinflamatoria y probablemente en el síndrome de dificultad respiratoria aguda que presentan los pacientes con COVID-19 moderado a grave, con un perfil de bioseguridad carente de efectos adversos severos.

El estudio más representativo al respecto fue registrado en clinicaltrials.gov bajo el número NCT04517162, siendo un estudio aleatorizado, doble ciego, controlado con placebo en 89 enfermos de COVID-19, el cual demuestra que el colágeno polimerizado de tipo I redujo los niveles de citocinas y otras sustancias proinflamatorias (IP-10, IL-8, M-CSF e IL-Ra) en estos pacientes, manifestando clínicamente menor tiempo de síntomas, mejoría en la saturación de oxígeno y menor mortalidad.

Existen otras experiencias en pacientes ambulatorios siendo estudios retrospectivos y descriptivos, dos realizados en Ciudad de México (un estudio randomizado controlado con placebo en 44 pacientes y un estudio open label en 20 pacientes) y otro en Veracruz, México realizado en 75 pacientes, demostrando mejoría en los índices de oxigenación y en los marcadores de inflamación que impactan en disminución de la mortalidad, menor requerimiento de oxigenoterapia, ventilación mecánica y estancia en cuidados intensivos, con el uso de colágeno polimerizado de tipo I en pacientes afectados de neumonía moderada por COVID-19, sin reportarse eventos adversos graves.

La dosis propuesta es de 3 mls diarios intramuscular, del día 1 al 3 y de 1.5 mls diarios del día 4 a 7, siendo un ciclo de tratamiento de 7 días, que en casos severos y/o persistentes pueden ampliarse a dos ciclos, se ha empleado en casos de neumonías inflamatorias secundarias a COVID-19.

Ha sido incluido en la guía de la OPS sin embargo se comenta la necesidad de realizar más estudios para avalar completamente su potencial terapéutico. Los resultados de un estudio fueron presentados en el congreso de la asociación latinoamericana del tórax de 2021

Consideramos que, pese a que se necesitan más estudios aleatorizados y controlados para seguir evaluando la eficacia de este fármaco, la experiencia mexicana con él es un aliciente en la lucha contra COVID-19 y un intento prometedor de encontrar un tratamiento eficaz que disminuya la mortalidad de esta pandemia, principalmente en casos moderados a severos que conllevan una alta mortalidad, siendo importante darlo a conocer a nivel internacional para un mayor escrutinio.

Fibroquel en COVID persistente

Antecedentes: El colágeno polimerizado tipo I (PTIC) es la mezcla de colágeno porcino pepsinizado tipo I y la polivinilpirrolidona (PVP) irradiada con rayos gamma. Tiene propiedades inmunomoduladoras. Sin embargo, aún no se ha(n) identificado el(los) receptor(es) y la(s) vía(s) de señalización a través del (los) que ejerce(n) su(s) efecto(s) terapéutico(s).

Objetivo: Evaluar LAIR-1 como un receptor potencial para la PTIC así como la(s) vía(s) de señalización que se desencadena(n) por la unión ligando-receptor y el efecto de la PTIC sobre el COVID agudo y de larga evolución. Métodos: Para identificar si LAIR-1 reconocía al colágeno tipo I, se llevó a cabo un ensayo de unión con diversas concentraciones de LAIR-1 humano recombinante y colágeno tipo I nativo o del PTIC. Por otra parte, para identificar la expresión del receptor in vitro, a partir de células THP1 se obtuvieron células semejantes a macrófagos (MLC) y macrófagos M1 y se determinó la expresión del receptor mediante citometría de flujo. Para evaluar la función se cultivaron las células THP-1, MLC y M1 con 2-10% de PTIC durante 24 h. Para identificar la(s) vía(s) de señalización modificadas y el(los) factor(es) de transcripción involucrado(s) por la unión de LAIR1 a la colágena del PTIC, los lisados celulares de THP-1, MLC, M1, M1+IFN-γ, M1+LPS y M1 sin o con 2-10% de PTIC se analizaron mediante western blot (NF-κB (p65), p38, STAT-1 y pSTAT-1 en la tirosina 701). Finalmente 40 muestras de células y sueros de adultos sintomáticos con COVID-19 leve a moderado, no hospitalizados y tratados con PTIC (n=20) o placebo (n=20) fueron analizadas en la basal y a los días 1, 8 y 90 postratamiento para determinar la proporción de células M1/M2 y Th1 así como los niveles de citocinas y quimiocinas biomarcadoras de gravedad de la enfermedad mediante citometría de flujo y luminometría respectivamente. Asimismo, los niveles de citocinas y la proporción de los M1/M2 se correlacionaron con la saturación de oxígeno, la duración e intensidad de los síntomas y el cuestionario de Chalder de fatiga crónica.

Resultados: Se demostró que el PTIC se une a LAIR-1 con una afinidad similar al colágeno nativo. Esta unión disminuyó la señalización de STAT-1 inducida por IFN-γ y la expresión de IL-1β en macrófagos M1 al regular negativamente la fosforilación de STAT-1 en la tirosina 701. Además, el tratamiento intramuscular con PTIC de pacientes con COVID-19 disminuyó el porcentaje de macrófagos M1 y de algunas quimiocinas y factores estimuladores de colonias (IP-10, MIF, eotaxina, IL-8, IL-1RA y M-CSF) asociados con STAT-

1 a niveles estadísticamente significativos con respecto al valor basal y al placebo. La regulación negativa de los mediadores inflamatorios se relacionó con una mejor saturación de oxígeno y una disminución de la disnea, el dolor torácico, la tos y el síndrome de fatiga crónica en la fase aguda de la infección y a largo plazo.

Conclusión: El PTIC es un agonista de LAIR-1 y regula negativamente la fosforilación de STAT1. Debido a lo anterior, la PTIC podría ser relevante para el tratamiento de enfermedades asociadas al síndrome de liberación de citocinas inflamatorias mediadas por STAT-1, incluido el COVID-19 y el COVID persistente.

Referencias

Méndez-Flores S, Priego-Ranero Á, Azamar-Llamas D, et-al. Effect of polymerised type I collagen on hyperinflammation of adult outpatients with symptomatic COVID-19. Clin Transl Med. 2022 Mar;12(3):e763. doi: 10.1002/ctm2.763. PMID: 35297221; PMCID: PMC8926898.

Del Carpio-Orantes L, García-Mendez S, Sánchez-Díaz JS, et-al. 520. Polymerized type I collagen as a treatment for COVID-19 in Mexico. Open Forum Infect Dis. 2023 Nov 27;10(Suppl 2):ofad500.589. doi: 10.1093/ofid/ofad500.589. PMCID: PMC10678788.

Del Carpio-Orantes L, García-Mendez S, Sánchez-Díaz JS, et-al. 1114. Comparative analysis between Polymerized Type I Collagen and Baricitinib as potential treatment for COVID-19. Open Forum Infect Dis. 2022 Dec 15;9(Suppl 2):ofac492.953. doi: 10.1093/ofid/ofac492.953. PMCID: PMC9752297.

Olivares-Martínez E, Hernández-Ramírez DF, Núñez-Álvarez CA, et-al. Polymerized type I collagen down-regulates STAT-1 phosphorylation through engagement to LAIR-1 in M1-macrophages avoiding long COVID. medRxiv 2023.07.01.23292108; doi: https://doi.org/10.1101/2023.07.01.23292108

Al inicio de la pandemia se decía que las poblaciones pediátricas no sufrían grandes estragos como la población adulta y se consideraba que los pediátricos servían de reservorio viral perpetuando la infección en los adultos, sin embargo, conforme avanzó la pandemia la población pediátrica se vio afectada e incluso desarrollando síndromes asociados a tormenta de citocinas como el denominado PIMS (síndrome inflamatorio multisistémico pediátrico).

Si bien se ha considerado que la enfermedad tiene una baja presentación y curso leve en niños, desde el mes de abril hay crecientes reportes de un síndrome hiperinflamatorio de presentación retardada en niños con infección previa o actual por COVID-19 al que la OMS y el Center for Disease Control and Prevention (CDC) denominaron «síndrome inflamatorio multisistémico en niños» (Multisystem Inflammatory Syndrome in Children [MIS-C]) describiendo características clínicas de compromiso inflamatorio más afección de múltiples órganos, no específicas de esta infección, con nexo epidemiológico o confirmación por estudios serológicos o de reacción en cadena de polimerasa de infección por SARS-CoV-2, con características intercambiables con la descripción inicial en pacientes de Reino Unido, donde se denominó «síndrome inflamatorio multisistémico pediátrico temporalmente asociado con infección por SARS-CoV-2/COVID-19» (Pediatric Inflammatory Multisystem

Syndrome Temporally Associated with SARS-CoV-2 [PIMS-TS]). Esta enfermedad es de presentación variable, cursando con síndrome de respuesta inflamatoria, que puede tener un curso leve a moderado hasta una evolución clínica grave, con choque, compromiso hematológico, respiratorio, renal, entre otros, e inclusive llevar a la muerte.

Tanto los cuadros leves de COVID-19 y los cuadros inflamatorios severos (MIS-C y PIMS-TS), predisponen a la población pediátrica a presentar Long COVID. Según un metaanálisis con revisión sistemática la prevalencia de COVID prolongado en niños y adolescentes fue del 25,24%. Las cinco manifestaciones clínicas más prevalentes fueron síntomas del estado de ánimo (16,50%), fatiga (9,66%), trastornos del sueño (8,42%), cefalea (7,84%) y síntomas respiratorios (7,62%). Solo fue posible realizar metaanálisis de OR comparando casos y controles para 13 síntomas, con mayor riesgo de disnea persistente, anosmia/ageusia y/o fiebre. Los estudios han demostrado que la pandemia ha impactado profundamente a la sociedad al afectar el desarrollo de los niños a través del aislamiento, la pobreza, la inseguridad alimentaria, la pérdida de padres y cuidadores, la pérdida de tiempo en la educación y el aumento del estrés. La pandemia de COVID-19 ha iniciado una explosión de futuras enfermedades mentales, que afectan tanto a la sociedad en su conjunto como a quienes se recuperan de Long COVID. La presencia de estos síntomas en la población general, independientemente del estado de COVID-19, se ha denominado síndrome de pandemia prolongada.

Las medidas de protección son esenciales para prevenir Long COVID en niños. Necesitamos comprender la fisiopatología y la sintomatología de Long COVID para apoyar los sistemas de gestión clínica, establecer programas de rehabilitación y diseñar directrices e investigaciones terapéuticas. Long COVID representa un importante problema de salud pública y no existen directrices para abordar su diagnóstico y tratamiento. Los metaanálisis respaldan aún más la importancia de monitorear continuamente el impacto de la COVID prolongada en niños y adolescentes y la necesidad de incluir todas las variables y cohortes de control adecuadas en los estudios para comprender mejor la carga real de la COVID prolongada pediátrica, así como enfatizar en la búsqueda de tratamientos satisfactorios.

Referencias

Giraldo-Alzate C, Tamayo-Múnera C, López-Barón E, Caicedo-Baez MC, Piñeres-Olave BE. Síndrome inflamatorio multisistémico en niños asociado a COVID-19. Revisión narrativa de la literatura a propósito de un caso [Multisystemic inflammatory syndrome associated with COVID-19 in children

— Presentation of a case and a narrative review of the literature]. Acta Colombiana de Cuidado Intensivo. 2022 April-June;22(2):137–48. Spanish. doi: 10.1016/j.acci.2020.11.002. Epub 2020 Nov 21. PMCID: PMC7680037.

Lopez-Leon S, Wegman-Ostrosky T, Ayuzo Del Valle NC, Perelman C, Sepulveda R, Rebolledo PA, Cuapio A, Villapol S. Long-COVID in children and adolescents: a systematic review and meta-analyses. Sci Rep. 2022 Jun 23;12(1):9950. doi: 10.1038/s41598-022-13495-5. PMID: 35739136; PMCID: PMC9226045.

Sansone F, Pellegrino GM, Caronni A, Bonazza F, Vegni E, Lué A, Bocci T, Pipolo C, Giusti G, Di Filippo P, et al. Long COVID in Children: A Multidisciplinary Review. Diagnostics. 2023; 13(12):1990. https://doi.org/10.3390/diagnostics13121990

Gross RS, Thaweethai T, Kleinman LC, Snowden JN, Rosenzweig EB, Milner JD, et-al. Characterizing Long COVID in Children and Adolescents. JAMA. 2024 Aug 21:e2412747. doi: 10.1001/jama.2024.12747. Epub ahead of print. PMID: 39196964; PMCID: PMC11339705.

COVID persistente en la mujer embarazada.

Las mujeres embarazadas con COVID-19 persistente son una población de pacientes poco estudiada. Hasta hace poco, se desconocía en gran medida la frecuencia con la que contraen la enfermedad y cómo afecta a su embarazo y a sus hijos. Pero una nueva investigación está empezando a desentrañar un misterio que se ha estado gestando durante casi cinco años. Los expertos quieren comprender mejor cómo afecta el desarrollo de COVID-19 persistente durante el embarazo tanto a la madre como al niño y cómo las nuevas mamás pueden cuidar a sus hijos mientras luchan contra esta enfermedad debilitante.

Los expertos afirman que las mujeres embarazadas son diagnosticadas con COVID persistente en mayor número de lo que se creía, aunque existen pocos datos históricos, y sus síntomas a menudo se malinterpretan como signos normales del embarazo. Todo esto hace que la maternidad y la creación o ampliación de una familia sean más difíciles.

En un estudio publicado en la revista ***Obstetrics & Gynecology***, los investigadores descubrieron que una de cada diez mujeres embarazadas contrajo COVID persistente después de una COVID-19 aguda durante el embarazo. Muchas experimentaron síntomas graves, como PEM (que ocurre cuando los síntomas empeoran incluso después de un esfuerzo físico o mental menor), problemas gastrointestinales y confusión mental, similares a los que experimenta la comunidad más amplia de COVID-19 persistente.

Un nuevo estudio publicado en ***Scientific Reports*** descubrió que las mujeres que desarrollaron COVID prolongado durante el embarazo tenían un mayor riesgo de hipertensión gestacional, diabetes gestacional y restricción del crecimiento intrauterino fetal.

Las tasas de vacunación más bajas, debido a la desinformación temprana sobre la seguridad de las vacunas contra la COVID-19 durante el embarazo, pueden haber aumentado los números de COVID prolongado en esta población de pacientes. Sin embargo, las vacunas dieron como resultado una reducción del 70% en el riesgo de desarrollar COVID persistente, tanto en población general incluidas las mujeres embarazadas que también corren el riesgo de desarrollar la enfermedad.

La enfermedad post-COVID o Long COVID, afecta más a las mujeres que a los hombres y puede desarrollarse en alrededor del 10% al 30% de las personas después de una infección aguda durante el embarazo; un estudio español encontró que el 34.2% de las gestantes afectadas por COVID-19, desarrollaron síntomas de Long COVID.

Actualmente, no existen pautas para el manejo de pacientes obstétricas con Long COVID, pero se han hecho algunas recomendaciones:

- Fundamentalmente, aquellas pacientes con disnea persistente o saturaciones bajas de oxígeno deben ser evaluadas para enfermedad pulmonar crónica, disfunción cardíaca y tromboembolia venosa, secuelas que pueden ocurrir después de una infección moderada a grave por COVID-19. Estas pacientes deben ser monitoreadas dentro de un equipo multidisciplinario para detectar el deterioro materno con el avance de la gestación.

- Además, dado que la hipercoagulabilidad puede ocurrir en la condición posterior a COVID-19 debido a la inflamación endotelial crónica, plaquetas hiperactivadas y microcoágulos fibrinoides, los embarazos deben evaluarse para detectar restricción del crecimiento fetal por insuficiencia placentaria hipóxica. Si bien la cefalea y la angina son comunes en la condición posterior a COVID-19, el empeoramiento de los síntomas debe evaluarse rápidamente para no pasar por alto diagnósticos específicos del embarazo, como la preeclampsia-eclampsia.

- En el trabajo de parto, la analgesia epidural temprana y los líquidos intravenosos podrían prevenir la inestabilidad autonómica en aquellas con síndrome de taquicardia ortostática postural, mientras que la cesárea programada podría ser necesaria en personas con tolerancia al esfuerzo y fatiga severamente reducidas. Además, los agonistas de la prostaglandina F 2 -alfa (carboprost) deben evitarse cuando se maneja la hemorragia posparto en pacientes con compromiso pulmonar significativo asociado a Long COVID, dado el riesgo relacionado con el fármaco de broncoespasmo importante.

• Aunque no existen intervenciones para prevenir el desarrollo de Long COVID, los datos observacionales sugieren que los síntomas podrían mejorar después de la vacuna contra el SARS-CoV-2; en el contexto del embarazo, creemos que la vacunación materna, incluidas las dosis de refuerzo, con la vacuna COVID-19 de subunidad proteica o de ARNm beneficiará de manera similar a la embarazada y al niño.

-

• Cada caso de COVID-19 en el embarazo debe de tratarse con el antiviral específico, Nirmatrelvir/ritonavir, el cual ha demostrado ser seguro cuando se administra a las gestantes.

-

• El tratamiento con Paxlovid se asoció con una reducción significativa del riesgo de morbilidad y mortalidad materna a los 28 días, pero no de la hospitalización relacionada con COVID-19 a los 28 días.

-

- En particular, Paxlovid se asoció con una reducción significativa de los riesgos de síndrome HELLP (ARR, 0,10%), parto prematuro (ARR, 1,40%) e infección que requiere antibióticos (ARR, 0,10%).

- Las tasas de cesárea y partos prematuros también fueron significativamente más bajas para el grupo que tomó Paxlovid, y el medicamento se asoció con una reducción significativa de los riesgos de parto prematuro (ARR, 2,70%; RR, 0,10) y cesárea (ARR, 1,58%; RR, 0,19).

- No se registraron eventos de muerte materna o neonatal ni de muerte fetal. Los hallazgos sugieren que Nirmatrelvir/ritonavir es un tratamiento eficaz en mujeres embarazadas sintomáticas infectadas con la variante ómicron del SARS-CoV-2.

Referencias

Metz, Torri D. MD, MS; Reeder, Harrison T. PhD; Clifton, Rebecca G. PhD; Flaherman, Valerie MD, MPH; Aragon, Leyna V. MS; Baucom, Leah Castro MA;et-al. Post–Acute Sequelae of Severe Acute Respiratory Syndrome Coronavirus 2 (SARS-CoV-2) After Infection During Pregnancy. Obstetrics & Gynecology 144(3):p 411-420, September 2024. | DOI: 10.1097/AOG.0000000000005670

Xie Y, Choi T, Al-Aly Z. Postacute Sequelae of SARS-CoV-2 Infection in the Pre-Delta, Delta, and Omicron Eras. N Engl J Med. 2024 Aug 8;391(6):515-525. doi: 10.1056/NEJMoa2403211. Epub 2024 Jul 17.

Yao, Y., Sun, L., Luo, J. et al. The effect of long-term COVID-19 infection on maternal and fetal complications: a retrospective cohort study conducted at a single center in China. Sci Rep 14, 17273 (2024). https://doi.org/10.1038/s41598-024-68184-2

Maisonneuve E, Favre G, Boucoiran I, Dashraath P, Panchaud A, Baud D. Post-COVID-19 condition: recommendations for pregnant individuals. Lancet Reg Health Eur. 2024 Apr 22;40:100916. doi: 10.1016/j.lanepe.2024.100916.

Muñoz-Chápuli Gutiérrez M, Prat AS, Vila AD, Claverol MB, Martínez PP, Recarte PP, et-al. Post-COVID-19 condition in pregnant and postpartum women: a long-term follow-up, observational prospective study. EClinicalMedicine. 2024 Jan 5;67:102398. doi: 10.1016/j.eclinm.2023.102398.

Wong, C.K.H., Lau, K.T.K., Chung, M.S.H. et al. Nirmatrelvir/ritonavir use in pregnant women with SARS-CoV-2 Omicron infection: a target trial emulation. Nat Med 30, 112–116 (2024). https://doi.org/10.1038/s41591-023-02674-0

COVID persistente en el paciente adulto mayor

El COVID persistente definido en el año 2022 por la OMS como, "la persistencia de síntomas de COVID-19 tras tres meses de haber padecido un cuadro agudo y el cual dura al menos dos meses, está directamente relacionado con inmunotrombosis, persistencia viral y endotelitis, los cuales explican los síntomas causados por un mecanismo de isquemia-reperfusión tisular".[1] Por otro lado la misma OMS en este 2024 se refiere al envejecimiento desde un punto de vista biológico, como "el resultado de la acumulación de una gran variedad de daños moleculares y celulares a lo largo del tiempo, lo que lleva a un descenso gradual de las capacidades físicas y mentales, a un mayor riesgo de enfermedad y, en última instancia, a la muerte".[2] La combinación de ambas entidades por un lado sindromática y por otro, un proceso de cambios biopsicosociales "esperados" dan como resultado una variedad de síntomas que van desde fatiga, disnea, disminución del olfato hasta casos de neblina cerebral, dichos síntomas pueden pasar desapercibidos ya que muchos de ellos no representan un problema agregado para el adulto mayor en cuestión o en su defecto aquellos pueden encontrarse enmascarados o ser atribuidos a alguna de las enfermedades crónicas ya per se existentes en el mismo.[3]

Walle-Hansen et al, en su estudio del año 2021 "Health-related quality of life, functional decline, and long-term mortality in older patients following hospitalisation due to COVID-19" reportaron como conclusiones un deterioro significativo en la calidad de vida, así como un declive funcional en este grupo etario después de seis meses de haber padecido COVID-19. No es causa de sorpresa que la asociación de enfermedades crónicas tales como la diabetes mellitus, la hipertensión arterial, enfermedades pulmonares, cáncer, etcétera, el proceso de envejecimiento y COVID persistente den como resultante un abanico de síntomas que muchas de las veces pasan desapercibidos o son considerados "propios" dentro del proceso de esta etapa de la vida, no es sino hasta que los síntomas son más notorios que más que el mismo paciente, es el cuidador primario del mismo quien acude en busca del consejo médico, ya que el paciente geriátrico tarda mucho más en dar manifestaciones de enfermedad, a diferencia de un niño o un joven, el adulto mayor tiende a minimizar síntomas leves o moderados de las enfermedades, a auto medicarse de manera rutinaria, a recibir polifarmacia sin una justificación que es tan característica de este grupo etario y en caso de que existan enfermedades neurocognitivas es que dificulta aún más una consulta y anamnesis de rutina.

Enfrentarse a un paciente adulto mayor con deterioro neurocognitivo de cualquier grado conlleva todo un reto para cualquier galeno, ya que la mayor parte de las veces dependeremos de un tercero (hijos, hermanos, nietos, amistades, etcétera) para obtener y constatar la información obtenida de un interrogatorio directo y obligadamente indirecto la mayor parte de las veces, lo confuso que puede llegar a ser diferenciar qué síntoma marca un inicio o se empalma con otro ya existente o exacerba a otro más, requiere de habilidades específicas y bien pulidas como la sospecha y capacidad para diferenciar aquellos síntomas que ya se encontraban establecidos de aquellos que recién se agregan o exacerban a los ya anteriormente establecidos en el paciente, esto sólo se obtienen con la práctica médica diaria, la cual siempre debe ir de la mano de la paciencia, amor y profesionalismo por lo que se hace, para evitar caer en edadismo o maltrato al adulto mayor sin conocimiento de causa.

Podemos decir que, de entre los factores de riesgo para desarrollar COVID persistente en pacientes geriátricos, el principal es aquél directamente relacionado con las características del sistema inmunológico, ya que durante el proceso de envejecimiento este sufre de una moderada activación crónica que conduce a una respuesta de tiempo prolongado y, a una capacidad de respuesta deficiente cuando es estimulado. Este estado conocido como inmunosenescencia, es caracterizado por una inflamación crónica de bajo grado y a una disminución en la habilidad para responder y defender al cuerpo contra amenazas externas.[4] Este estado afecta a ambos tipos de inmunidad tanto innata como adaptativa y por consecuencia es un factor de riesgo para la mayoría de las enfermedades relacionadas con la edad, per se la inmunosenescencia conduce a una irregularidad inmunitaria, la cual resulta en inflamación, la inflamación contribuye al desarrollo de comorbilidades, incrementando la vulnerabilidad a la infección por SARS-CoV-2 y por ende al grado de severidad de COVID-19. Por si esto fuera poco a mayor número de infecciones por SARS-Cov-2 puede potencialmente incrementar el riesgo de COVID persistente en pacientes geriátricos.4 Por lo tanto estos pacientes no sólo se enfrentan a un mayor riesgo durante el COVID-19 agudo sino, que presentan un gran riesgo para COVID persistente, el cual puede causarles daño físico y mental.

En cuanto a la sintomatología Yunguan Hu et al, en su artículo del año 2023 "Risk Factors for Long COVID in Older Adults" se hace referencia a los síntomas más comunes en el paciente geriátrico, partiendo del hecho que tan sólo la edad representa un factor de riesgo para presentar COVID-19 severo y por ende altas hospitalarias con diversas complicaciones, los síntomas clínicos más comunes de COVID-19 en el adulto mayor incluyen: tos, fiebre, respiración entrecortada, disnea, mialgia, ansiedad, depresión, anosmia y ageusia.

Adicionalmente, síntomas atípicos tales como manifestaciones neurológicas, leucocitosis y elevación de enzimas musculares son de mayor prevalencia entre adultos mayores. Existen desórdenes típicos en pacientes geriátricos de COVID persistente, los cuales se pueden agrupar en:

1. Daño Pulmonar Fisiológico: La tormenta de citosinas ha sido reconocida como un disparador para COVID-19 severo, esta tormenta conduce a una infiltración masiva de neutrófilos y macrófagos en los pulmones con resultado de adelgazamiento de las paredes alveolares. El daño pulmonar prolongado conduce a un depósito excesivo de moléculas de matriz extracelular (MEC), tales como colágeno y fibronectina, durante la reparación tisular, resultando en fibrosis pulmonar.

2. Balance Inestable de Citocinas: La irregularidad crónica de las citocinas puede conducir a una exacerbación desbalanceada del sistema inmune, lo cual conduce al empeoramiento de los síntomas de COVID persistente en los pacientes adultos mayores.

3. Largos Periodos de Fatiga: La fatiga es el síntoma clínico más frecuentemente reportado en COVID persistente, el impacto de la fatiga en la calidad de vida de los adultos mayores es mayor que el impacto de cualquier otro síntoma relacionado a COVID persistente, ya que la fatiga conduce a debilidad, pérdida muscular y, a una reducción de la función cardiopulmonar.

4. Disfunción Endotelial y Microtrombosis: El daño endotelial puede causar coagulación y formación de microtrombos, lo cual conduce a una disfunción sistemática y varias secuelas clínicas.

5. Alteraciones de la Microbioma y Viroma Humanos: La infección por SARS-CoV2 conduce a una irregularidad o incluso a una disfunción del sistema inmune, alterando la estabilidad del microbioma y viroma del organismo lo que conduce a susceptibilidad a las enfermedades consecuentes.

6. Daño Mental: La ansiedad es uno de los síntomas mentales más comunes y frecuentes, tanto en la fase aguda y persistente de COVID-19. Sin embargo, se ha observado que los trastornos del sueño y la depresión de igual manera persisten hasta seis meses después de la recuperación de la fase aguda.[4]

Tanto COVID-19 y COVID persistente representan un reto médico, pues nunca antes un síndrome agudo post infección había afectado a grandes muestras de individuos de todas las edades y en un mismo periodo de tiempo tan corto. En este apartado hablando en particular de los adultos mayores que, por las diversas circunstancias anteriormente expuestas siguen formando parte del grupo de alto riesgo, ya que las condiciones físicas y fisiológicas tan características de estos les confieren una mayor vulnerabilidad, por lo tanto, es un deber social por el bien común el tratar de evitar una primera infección por SARS-CoV-2, por supuesto en cualquier grupo etario, sin embargo, la etapa del final de la vida es aquella en la que se busca una mejor calidad de la misma y la mayor capacidad intrínseca y funcional para lograr independencia el mayor tiempo posible debe seguir siendo obligatorio el preservar lo mejor para el final, y, si ya existió una primer infección evitar una segunda, una tercera y así en lo sucesivo; el problema es que la mayor parte de los pacientes, el familiar o el conocido "cree" que eso que no está bien tal vez no sea como para exagerar los cuidados y medidas preventivas que un simple cubre bocas ofrece, este simple barbijo puede evitar toda una avalancha de condiciones englobadas en la palabra persistente, lo correcto, lo más fácil y menos complicado en cualquier enfermedad siempre será el prevenir o evitar el enfermar, lo cual siempre resulta más sencillo y económico, pues tratar siempre y cuando sea bien tratando resulta en mayor derrama económica, lo complicado que implica obtener un tratamiento de primera elección adecuado (Nirmatrelvir/ritonavir 300 mg/100 mg) y no los tratamientos que aún se "cree" funcionan por parte de los atrevidos creyentes de la medicina basada en la peor de las evidencias habida, que es la propia y no la general, en este apartado del tratamiento hay estudios del 2024, como "Nirmatrelvir-Ritonavir and Symptoms in Adults With Postacute Sequelae of SARS-CoV-2 Infection" en el cual se muestra un perfil de uso seguro de Paxlovid sin embargo la conclusión sigue siendo que aún no es posible determinar si el uso seguro de este medicamento realmente reduce la probabilidad de padecer COVID persistente[5]; sin temor a desestimar el largo proceso de lo que, rehabilitar representa, no solo por el tema emocional y físico, lo cual y al parecer de los puntos de vista de miles de testimonios es una montaña rusa que no termina de dar un espacio para respirar tranquilamente, y es un camino que desgraciadamente el paciente ha de caminar solo perdido entre las múltiples opciones entre profesionales de la salud, los cuales incluso no tienen la humildad de pronunciar las palabras "no es mi área" y derivar a otro profesional que sí domine el tema o términos como disautonomía, todo lo anterior se plasma para tratar de evitar escuchar cada vez más el decir frases como: "no soy el mismo de antes" o "me siento muy frustrado porque no me escuchan, nadie me valida, y me dicen que es psicosomático y me niegan el tratamiento. Ninguno de nosotros quiere estar enfermo".

Referencias

1. World Health Organization. Coronavirus disease (COVID-19): Post COVID-19 condition. Geneva, Switzerland: WHO; 2022. Disponible en: https://www.who.int/publications/i/item/WHO-2019-nCoV-Post_COVID-19_condition-Clinical_case_definition-2021.1 .

2. https://www.who.int/es/news-room/fact-sheets/detail/ageing-and-health.

3. Cohen K, Ren S, Heath K, Dasmarinas MC, Jubilo KG, Guo Y, et al. Risk of persistent and new clinical sequelae among adults aged 65 years and older during the post-acute phase of SARS-CoV-2 infection: retrospective cohort study. BMJ. 2022; 376:e068414. Epub 2022/02/11. https://doi.org/10.1136/bmj2021-068414 PMID: 35140117;

4. Yunguang H, Yifan L, Huiwen Z, Longding L. Risk factors for long COVID in older adults. Biomedicines. 2023 Nov; 11 (11): 3002.

5. Linda N. Geng, Hector Bonilla, Haley Hedlin, et al. Nirmatrelvir-Ritonavir and Symptoms in Adults With Postacute Sequelae of SARS-CoV-2 Infection. JAMA Intern Med. 2024;184(9):1024-1034.

Trastornos Tiroideos en el COVID Persistente

La enfermedad por coronavirus 2019 (COVID-19), no solo provocó el síndrome respiratorio agudo severo coronavirus 2 (SARS-CoV-2), sino causa otras afecciones extrapulmonares al afectar otros órganos, entre ellos la glándula tiroides por ser unos de los órganos con más receptores para ACE2 (enzima convertidora de angiotensina (1). Los efectos de la COVID-19 sobre las personas afectadas no se limitan a la fase aguda de la enfermedad, sino en muchos casos presentan síntomas inespecíficos de forma persistente durante semanas o incluso meses y se describen como "COVID prolongado", "secuelas post-agudas del SARS-CoV-2" o síndrome post-COVID. Este capítulo tiene como finalidad detallar los efectos a largo plazo de la infección por SARS-CoV-2 sobre la glándula tiroides, en especial porque muchos de los síntomas de "COVID prolongado", como fatiga, mialgias, artralgias, confusión mental, aumento de peso y depresión son muy similares a los presentados en los trastornos tiroideos.

Los síntomas de COVID prolongado pueden manifestarse de dos formas: 1) como síntomas que persisten después de la recuperación de la fase aguda y que se prolongan por más de 12 semanas y que no pueden explicarse con ningún otro diagnóstico y 2) como síntomas nuevos que aparecen después de una infección primaria asintomática o leve. (2)

Pero iniciemos con la teoría que explica la afección de la COVID-19 sobre la glándula tiroides; con este virus descubrimos que ésta glándula expresa gran cantidad de receptores de la ACE2 y de la serina 2 de la proteasa transmembrana, ambos utilizados por el virus SARS-CoV para entrar e infectar a la célula tiroidea (figura 1), afectando la función de la glándula tiroides de forma directa o a través del eje hipotálamo-hipofisario-tiroideo, provocando principalmente tres trastornos tiroideos: 1) tirotoxicosis, 2) hipotiroidismo y 3) síndrome del eutiroideo enfermo. (1,3,4)

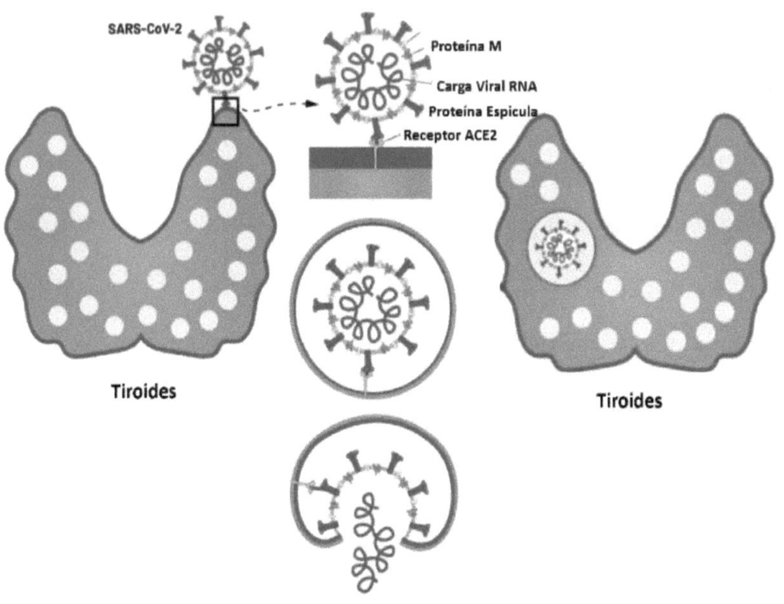

Figura 1. Receptores ACE-2 en las células tiroideas folicular y la entrada del SARS-CoV-2. Giovanella y cols. (5)

Estudios histopatológicos en pacientes infectados por SARS-CoV-1 demostraron que esta variante viral provoca grave en las células parafoliculares y las células epiteliales foliculares causando apoptosis severa; sin embargo, el virus SARS-CoV-2 no causa infiltración inflamatoria, ni necrosis celular y aunque el SARS-CoV-2 provoca una infección más grave, sus efectos sobre la tiroides son menos graves que los del SARS-CoV-1. La respuesta con relación al grado de afección tiroidea depende de las respuestas inflamatorias e inmunitarias asociadas, habitualmente ante cualquier infección viral sistémica la T4 y la T3 aumentan la síntesis y liberación de las citocinas causando principalmente tiroiditis subaguda que puede manifestarse inicialmente por tirotoxicosis. (6). Se ha identificado a IL-1β, IL-6, IFN-γ y TNF-α como los principales orquestadores del síndrome de liberación de citocinas, que puede causar un efecto citolítico y daña directamente a la glándula tiroides, directamente proporcional a la respuesta inmune del huésped. (7)

La prevalencia de disfunción tiroidea entre los pacientes COVID-19 varía dependiendo los diferentes estudios y oscila entre el 13% y el 64%. Durante la fase aguda de la enfermedad por COVID 19, la afección tiroidea se reportó hasta en el 25.4% de los pacientes, predominando la tirotoxicosis en el 20,2 % y el hipotiroidismo en el 5.2 % de los casos, con estudios histopatológicos que demostraron daño en las células epiteliales foliculares y las células parafoliculares de la glándula tiroides. (4,8). Aunque un metaanálisis concluyo que las personas con infección por COVID 19 no grave, no presentaron cambios significativos en la función tiroidea, las personas con COVID-19 grave mostraron una función tiroidea alterada en comparación con aquellos con COVID-19 leve. (9) De manera similar, los estudios también sugieren que después del inicio de COVID-19 se pueden agravar condiciones tiroideas preexistentes, principalmente en personas con antecedente de enfermedad de Graves, sugiriendo que el SARS-CoV-2 puede desencadenar un trastorno tiroideo autoinmune latente o de nueva aparición, (3) y la afección más común fue la tiroiditis subaguda manifestada por fiebre y dolor de cuello, y se resolvió y se restaura la función tiroidea, (8) pero también la enfermedad de Graves y la tiroiditis de Hashimoto pueden ocurrir varios meses después de la tiroiditis subaguda, lo que aumenta la teoría que la infección viral aguda desencadena una enfermedad tiroidea autoinmune crónica. (2) Existen reportes que desde el inicio de la pandemia existe un aumento en el número de pacientes con hipotiroidismo e hipotiroidismo subclínico posterior a la infección por COVID 19, esto puede deberse a hallazgos incidentales después de incrementar las

visitas regulares a las clínicas después de la pandemia más que aun daño
inflamatorio crónico. (8). En la tabla 1, se analizan los efectos a largo plazo
sobre la función tiroidea

Tabla 1. Análisis los efectos de la COVID-19 sobre la tiroides

Autor	Desenlace post COVID 19	Referencia
Szczerbiński	Disminución significativa de triyodotironina libre (FT3) y tiroxina libre (FT4) y aumento de TSH y anticuerpos anti-peroxidasa tiroidea (TPO) seis meses después de la infección inicial, sugiere hipotiroidismo autoinmune	(10)
Daraei M	Hipotiroidismo en 21 de 390 pacientes con COVID-19	(11)
Lui DT	Un mes después 79 pacientes presentaron volúmenes tiroideos más bajos que correlacionaron con cargas virales iniciales más altas de SARS-CoV-2, y 11 pacientes presentaban tiroiditis	(12)
Urhan E	Seis meses después volúmenes tiroideos más pequeños en comparación con los controles, sin diferencias significativas en los niveles de FT3), FT4) y TSH entre los grupos.	(13)

Szczerbiński	Disminución de los niveles de FT3 y FT4 y aumento de los anticuerpos TSH y TPO en pacientes con COVID-19 seis meses después	(10)
Mateu-Salat	Síntomas de tiroiditis persistentes o de nueva aparición en pacientes post-COVID-19	(14)
Golzardi,	Seis meses después de la COVID-19 niveles más altos de TSH y anticuerpos TPO y niveles más bajos de FT3 y FT4 en comparación con los controles. Indica posible hipotiroidismo autoinmune	(7)
Güven	Hipotiroidismo manifiesto, en 3 pacientes que presentaron neumonía grave y tirotoxicosis y 8 pacientes (grupo de neumonía grave	(15)

Conclusiones

Los resultados de diferentes reportes tienen mucha variabilidad con relación a la afección permanente de la COVID-19 sobre la función tiroidea (16), es importante vigilar la aparición de complicaciones tiroideas a largo plazo, lo que subraya la necesidad de realizar más investigaciones en esta área, debido a que las alteración de la función tiroidea se pueden presentarse tiempo después por posible hipotiroidismo autoinmune (17) y estar enmascaradas como COVID prolongado, con importantes implicaciones sobre la salud, siendo las pruebas de función tiroidea parte de los estudios a realizar en pacientes con síntomas de COVID persistente.

REFERENCIA BIBLIOGRAFICA

1. Szczerbinski, L.; Okruszko, M.A.; Szablowski, M.; Solomacha, S.; Sowa, P.; Kiszkiel, L.; Goscik, J.; Kretowski, A.J.; MoniuszkoMalinowska, A.; Kaminski, K. Long-term effects of COVID-19 on the endocrine system—A pilot case-control study. Front. Endocrinol. 2023, 14, 1192174. https://doi.org/10.3389/fendo.2023.1192174)

2. Ashrafi S, Hatami H, Bidhendi-Yarandi R, Panahi MH. The prevalence of thyroid disorders in COVID-19 patients: a systematic review and meta-analysis. BMC Endocr Disord. 2024 Jan 2;24(1):5. doi: 10.1186/s12902-023-01534-9.) (Bornstein, S. R., Cozma, D., Kamel, M., Hamad, M., Mohammad, M. G., Khan, N. A., Saber, M. M., Semreen, M. H., & Steenblock, C. (2022). Long-COVID, Metabolic and Endocrine Disease. Hormone and metabolic research = Hormon- und Stoffwechselforschung = Hormones et metabolisme, 54(8), 562–566. https://doi.org/10.1055/a-1878-9307

3. Syal, R., Kaur, J., Siddiqui, M., Amatul-Raheem, H., Suarez, C., Bojanki, N. L. S. V. A., Kapadia, S. D., Yennam, A. K., Kunchala, K., Metry, S., & Ruma, U. (2024). Long-Term Impacts of COVID-19 on Thyroid

Health: Insights From Clinical Studies. Cureus, 16(10), e71469. https://doi.org/10.7759/cureus.71469

4. Abdel-Moneim, A., & Hosni, A. (2021). Insights into the possible impact of COVID-19 on the endocrine system. Archives of Physiology and Biochemistry, 129(4), 998–1006. https://doi.org/10.1080/13813455.2021.1890131

5. Giovanella, L., Ruggeri, R.M., Ovčariček, P.P. et al. Prevalence of thyroid dysfunction in patients with COVID-19: a systematic review. Clin Transl Imaging 9, 233–240 (2021). https://doi.org/10.1007/s40336-021-00419-y

6. Naguib R. Potential relationships between COVID-19 and the thyroid gland: an update. J Int Med Res. 2022 Feb;50(2):3000605221082898. doi: 10.1177/03000605221082898. PMID: 35226548; PMCID: PMC8894980

7. Golzardi, M.; Hromić-Jahjefendić, A.; Šutković, J.; Aydin, O.; Ünal-Aydın, P.; Bećirević, T.; Redwan, E.M.; Rubio-Casillas, A.; Uversky, V.N. The Aftermath of COVID-19: Exploring the Long-Term Effects on Organ Systems. Biomedicines 2024, 12, 913. https://doi.org/10.3390/biomedicines12040913

8. Khan S, Karim M, Gupta V, Goel H, Jain R. A Comprehensive Review of COVID-19-Associated Endocrine Manifestations. South Med J. 2023 Apr;116(4):350-354. doi: 10.14423/SMJ.0000000000001542. PMID: 37011583; PMCID: PMC10044587

9. Wei J and Zhang F (2023) Effects of SARS-CoV-2 infection on hypothyroidism and subclinical hypothyroidism: a meta-analysis. Front. Endocrinol. 14:1291774. doi: 10.3389/fendo.2023.1291774

10. Szczerbiński Ł, Okruszko MA, Szabłowski M, et al.: Long-term effects of COVID-19 on the endocrine system- a pilot case-control study. Front Endocrinol (Lausanne). 2023, 14:1192174. 10.3389/fendo.2023.1192174

11. Daraei M, Hasibi M, Abdollahi H, Mirabdolhagh Hazaveh M, Zebaradst J, Hajinoori M, Asadollahi-Amin A: Possible role of hypothyroidism in the prognosis of COVID-19 . Intern Med J. 2020, 50:1410-2. 10.1111/imj.15000

12. Lui DT, Fung MM, Chiu KW, et al.: Higher SARS-CoV-2 viral loads correlated with smaller thyroid volumes on ultrasound among male COVID-19 survivors. Endocrine. 2021, 74:205-14. 10.1007/s12020-021-02855-2

13. Urhan E, Karaca Z, Kara CS, Yuce ZT, Unluhizarci K: The potential impact of COVID-19 on thyroid gland volumes among COVID-19 survivors. Endocrine. 2022, 76:635-41. 10.1007/s12020-022-03019-6

14. Mateu-Salat M, Urgell E, Chico A: SARS-COV-2 as a trigger for autoimmune disease: report of two cases of Graves' disease after COVID-19. J Endocrinol Invest. 2020, 43:1527-8. 10.1007/s40618-020-01366-7

15. Güven M, Gültekin H: The prognostic impact of thyroid disorders on the clinical severity of COVID-19: results of single-centre pandemic hospital. Int J Clin Pract. 2021, 75:e14129. 10.1111/ijcp.14129

16. Chen M, Zhou W, Xu W: Thyroid function analysis in 50 patients with COVID-19: a retrospective study . Thyroid. 2021, 31:8-11. 10.1089/thy.2020.0363

17. Syal, R., Kaur, J., Siddiqui, M., Amatul-Raheem, H., Suarez, C., Bojanki, N. L. S. V. A., Kapadia, S. D., Yennam, A. K., Kunchala, K., Metry, S., & Ruma, U. (2024). Long-Term Impacts of COVID-19 on Thyroid Health: Insights From Clinical Studies. Cureus, 16(10), e71469. https://doi.org/10.7759/cureus.71469

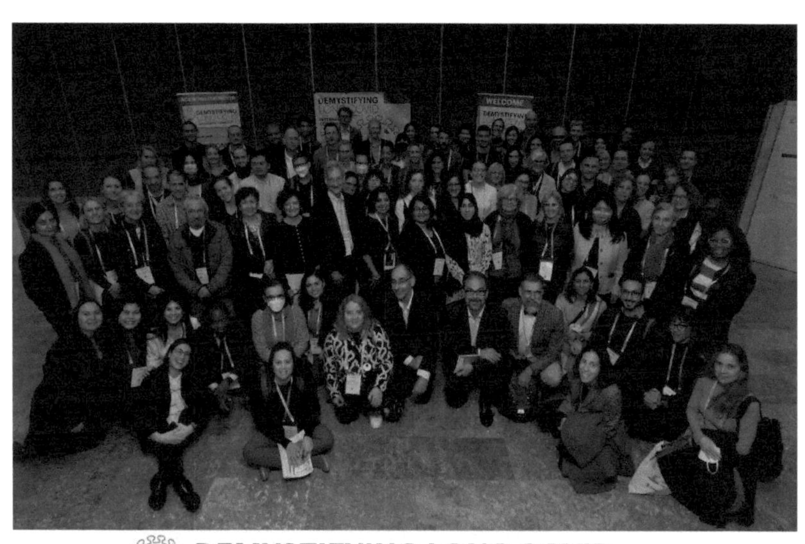

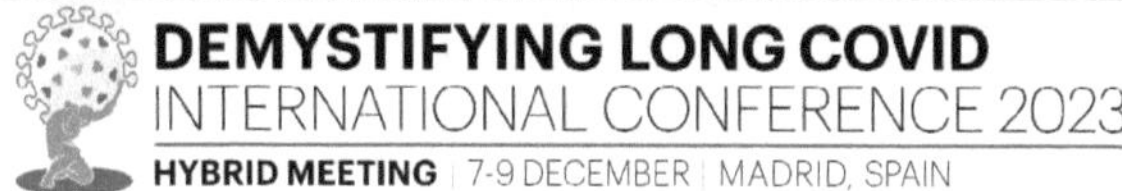

Participación en la primera conferencia internacional sobre COVID persistente

Madrid, España, diciembre 2023

**Persistencia de síntomas de COVID-19
12 semanas después del cuadro agudo (COVID persistente)**

Síntomas: PASC score (>12)

Neuropsiquiátricos   Cardiovasculares   Osteomusculares   Gastrointestinales   Pulmonares

Auxiliares de diagnóstico:

**Inflamación (PCR, VSG, IL-6) – Coagulación (DD, microtrombos amiloides)
Autoinmunidad (panel de anticuerpos extenso)
Sistema inmune (subpoblación de linfocitos CD4, CD8, NK)
Reactivación de virus (EBV, CMV, Herpes)
Disbiosis (análisis microbiota)
Disfunción del nervio vago**

Posibles tratamientos

BC007

Trasplante fecal

Paxlovid

Inmunoglobulina intravenosa

Baricitinib

Lactobacillus PS128

Naltrexona

Inmunosupresores

Condición patológica por estudiar	Clínica	Método diagnóstico básico	Estudios de extensión	Tratamientos
Manifestaciones neuropsiquiátricas	Ansiedad/depresión Cefalea Niebla mental Demencia precoz Fatiga/debilidad/miastenia Sospecha de Mitocondriopatía	Test psicológicos Interrogatorio clínico Exploración neurológica	TAC craneal IRM craneal PET Scan cerebral Análisis LCR Electroencefalograma EMG/VCN Lactato-piruvato sérico/LCR	Terapia psicológica Tratamiento psiquiátrico Pacing Electroestimulación
Persistencia viral	Leucopenia, linfopenia Reactivación de virus (Herpes, EBV) Pruebas COVID persistentemente positivas	Antígeno COVID nasal (PCR-RT) Serología IgM-IgG para Herpes, CMV, EBV	PCR-RT para Sars Cov2 • Sérica • Urinaria • Heces	Antivirales • Paxlovid • Remdesivir oral • Aciclovir, Ganciclovir
Inmunotrombosis	Datos clínicos de inflamación o trombosis • Artralgias/Artritis • Mialgias • Trombosis arterial/venosa	Dimero D Ferritina Proteína C Reactiva Trombocitosis reactiva DHL CPK Mioglobina	Búsqueda intencionada de microtrombos amiloides • Microscopía con Inmunofluorescencia • Citometría de flujo • Alfa 2 antiplasmina • Amiloide A sérica Hiperactivación plaquetaria • Agregometría plaquetaria	Triple terapia • Anticoagulantes orales • Antiagregante dual • Protección gástrica Fibrinolíticos Quelantes Vitamínicos
Desregulación inmune	Infecciones frecuentes Aparición de novo de enfermedades autoinmunes	Leucopenia, Linfopenia Linfocitosis reactiva	Subpoblación linfocitaria • CD4/CD8 Anticuerpos diversos y específicos	Inmunomoduladores Inmunoestimulantes Biológicos Anticuerpos monoclonales
Lesión nervio vago	Niebla mental Disautonomías	Electrocardiograma Holter MAPA	Ecografía del nervio vago Test mesa inclinada	Electroestimulación al nervio vago
Disbiosis	Niebla mental Depresión/ansiedad Intestino irritable Diarrea crónica	Coprológico Coprocultivo	Test disbiosis intestinal Calprotectina en heces Kits específicos de disbiosis • Gastrotest • GI Effects • Healthy Gut	Prebióticos Probióticos • PS128 Trasplante fecal
Miscelánea	Esteatosis hepática Falla renal crónica Distiroidismos Neumopatía crónica		Función renal, hepática, tiroidea Perfil hormonal femenino Espirometría, tele de tórax	Tratamientos específicos
Kits comerciales para diagnóstico de COVID persistente			• CheqUp • IncellKINE	

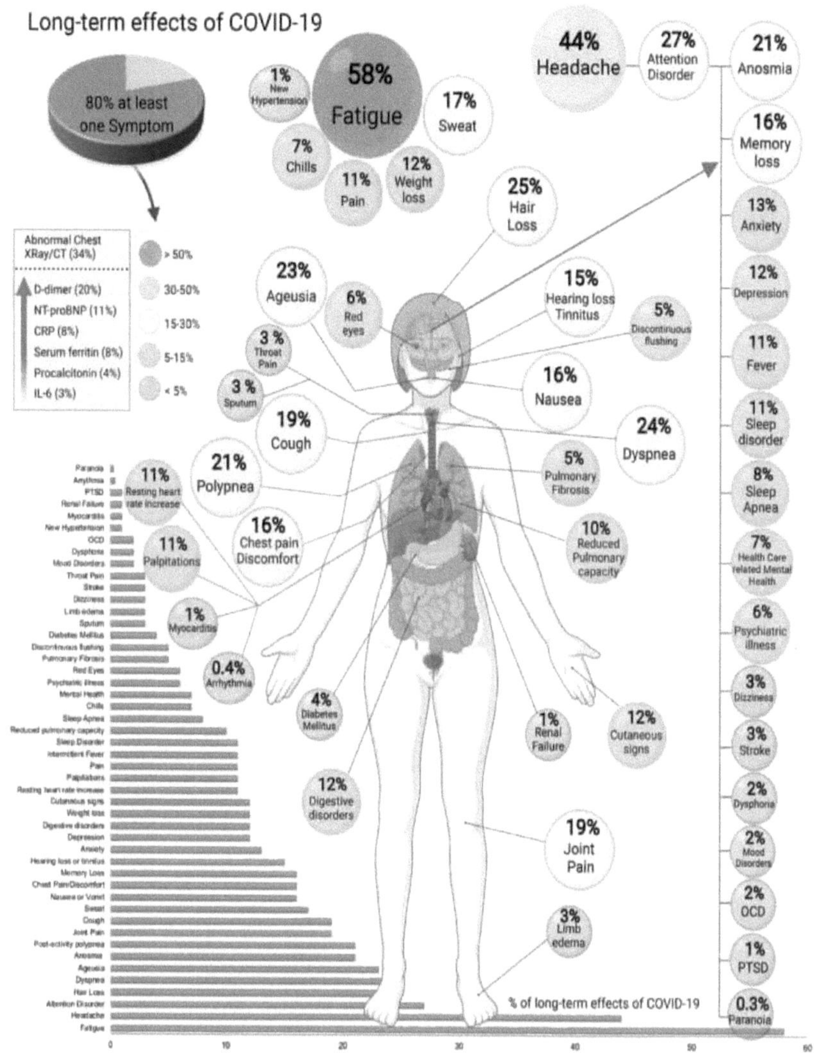

Principales síntomas de COVID persistente del adulto

Fuente: López-León S. et al./Scientific Reports, Nature Research, 2021

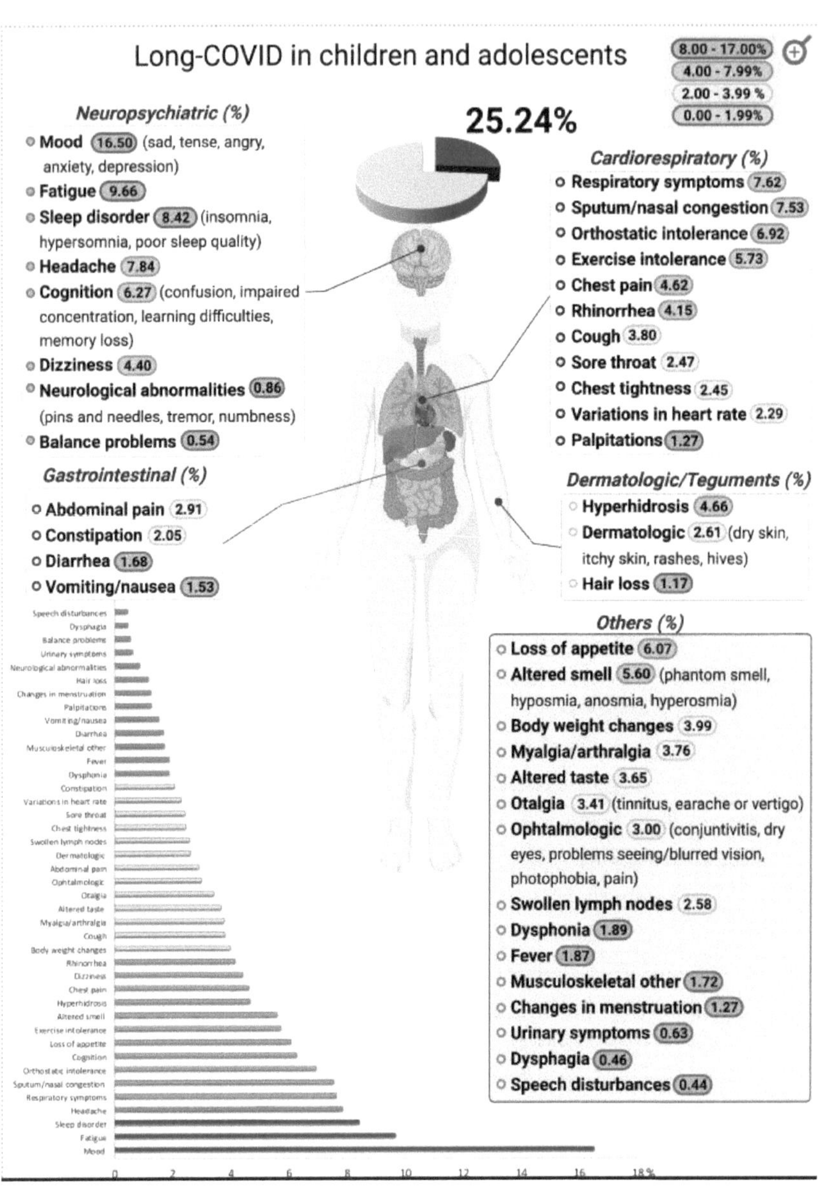

Principales síntomas de COVID persistente niños y adolescentes

Fuente: López-León S. et al./Scientific Reports, Nature Research, 2022

PASC Score

Síntomas persistentes	Puntaje
Alteraciones del gusto y el olfato	8
Malestar post-esfuerzo	7
Tos crónica	4
Niebla mental	3
Sed	3
Palpitaciones	2
Dolor torácico	2
Fatiga	1
Deseo o capacidad sexual afectada	1
Mareos	1
Síntomas gastrointestinales	1
Movimientos anormales	1
Pérdida de cabello	0

Una puntuación de 12 o más puntos es diagnóstica de COVID persistente

Referencia: https://jamanetwork.com/journals/jama/fullarticle/2805540

Documentos, consensos y guías de práctica clínica

Inglaterra	NICE, COVID-19 rapid guideline: managing the long-term effects of COVID-19 https://www.nice.org.uk/guidance/ng188/chapter/5-Management Royal College of Speech and Language Therapists (RCSLT) https://www.rcslt.org/members/clinical-guidance/long-covid/long-covid-guidance/
Corea	Updated Clinical Practice Guidelines for the Diagnosis and Management of Long COVID https://www.ncbi.nlm.nih.gov/pmc/articles/PMC10990882/
Australia	Living Evidence - post acute sequelae of COVID-19 (long COVID) https://aci.health.nsw.gov.au/statewide-programs/critical-intelligence-unit/post-acute-sequelae National Post-Acute Sequelae of COVID-19 (PASC) Plan https://www.health.gov.au/sites/default/files/2024-02/national-post-acute-sequelae-of-covid-19-plan.pdf
Alemania	Long COVID guidelines https://www.g-ba.de/beschluesse/6374/
Estados Unidos de América	Documento del CDC e IDSA https://www.idsociety.org/covid-19-real-time-learning-network/vaccines/long-covid-from-mechanism-to-treatment/#/+/0/publishedDate_na_dt/desc/ American Academy of Physical Medicine and Rehabilitation https://www.aapmr.org/advocacy/current-priorities/long-covid-pasc/pasc-guidance The National Academies of Sciences, Engineering, and Medicine (NASEM) https://nap.nationalacademies.org/read/27768/chapter/4 American Academy of Physical Medicine and Rehabilitation https://onlinelibrary.wiley.com/doi/toc/10.1002/(ISSN)1934-1563.LongCOVID

España	Red Española de Investigación en COVID persistente (REiCOP) https://reicop.org/guias-y-protocolos/ Long COVID app (aplicación gratuita) https://reicop.org/app/
OMS	https://www.who.int/teams/health-care-readiness/post-covid-19-condition
México	Academia Nacional de Medicina https://www.anmm.org.mx/pdf/publicaciones/ultimas_publicaciones/Libro-Sindrome-post-COVID.pdf Propuesta de abordaje diagnóstico del COVID persistente https://www.ncbi.nlm.nih.gov/pmc/articles/PMC10484538/
Guatemala	Guía de Práctica Clínica https://www.igssgt.org/wp-content/uploads/2024/01/GPC-BE-No-146-Abordaje-Integral-de-pacientes-con-condiciones-posteriores-a-COVID-19-IGSS.pdf
Perú	Búsqueda rápida de la evidencia del síndrome post COVID https://ietsi.essalud.gob.pe/wp-content/uploads/2022/12/Reporte-de-Evidencia-Dic-2022.pdf
Uruguay	Síndrome Post-Covid-19: Pautas de diagnóstico y tratamiento. Sociedad de Medicina Interna del Uruguay https://medicinainterna.org.uy/sindrome-post-covid-19-pautas-de-diagnostico-y-tratamiento-sociedad-de-medicina-interna-del-uruguay/
Argentina	Recomendación práctica para la atención al paciente con LONG COVID/ COVID PERSISTENTE https://www.samsociedad.com.ar/noticia/recomendaci-n-pr-ctica-para-la-atenci-n-al-paciente-con-covid-persistente/1592

Petición de apoyo de los pacientes con COVID persistente en México

Plataforma Change.org

https://chng.it/g2zJcbGcnh

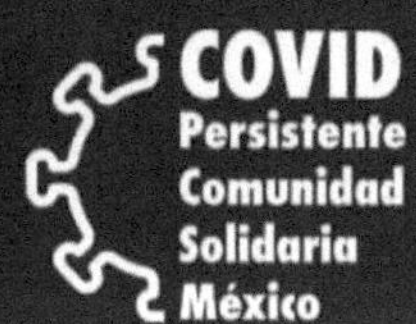

¡COMUNICADO!

El COVID Persistente es real. Es una condición que afecta a millones de personas en el país que NO han logrado una recuperación completa después de experimentar la fase aguda. La COVID-19 es una enfermedad compleja y multisistémica. El Colectivo COVID Persistente Comunidad Solidaria México, demanda y exige a las autoridades de salud el RECONOCIMIENTO, ATENCIÓN y PROTOCOLOS DE ABORDAJE para todas las personas que padecemos esta condición de salud.

¡Necesitamos de tu ayuda y solidaridad compartiendo!

COVID
Persistente
Comunidad
Solidaria
México

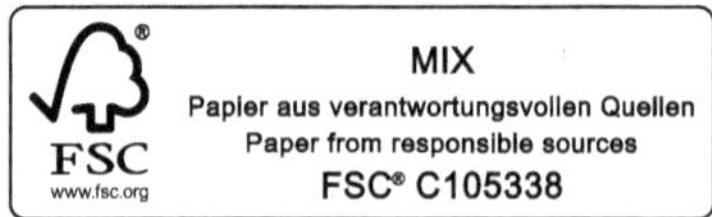

Printed by Books on Demand GmbH, Norderstedt / Germany